女性のがんと外見ケア

～治療中でも自分らしく～

分田貴子 著

東京大学大学院医学系研究科　乳腺内分泌外科学 助教
がん相談支援センター副センター長

法 研

カバーメイクの例

化学療法でしみが増えた…

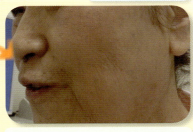

before

カバー用クリームの後、オレンジの
チークを少しだけ使用しました

首回りの病変が目立つ…

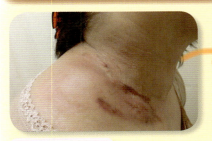
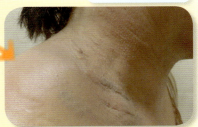

before

肌色に合うカバー用クリームを
薄く塗布しました

傷あとが恥ずかしい…

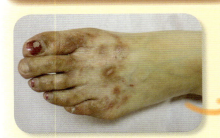
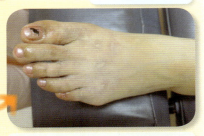

before

カバー用クリームを塗布した後、
ネイルもやり直しました

カバー用クリームの使用例

メーカーごとに、製品の使用法は異なります。
購入したメーカーの指示に従うのが、いちばんきれいに仕上がるコツです

まずは、色選び

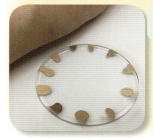

◀ カバーしたい部分の肌色に最も近い色を選びます

わかりにくければ…
＊ごく少量塗ってみる
＊肌色に近そうな2色を塗って比べてみる ▶

こちらのほうが、より肌色になじんでいます

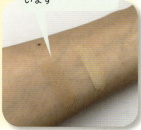

あとは、塗るだけ

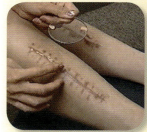
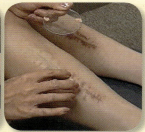
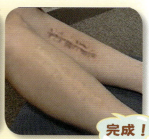

完成！

1回目は薄くのばします
2回目は、気になる部分にクリームをのせるように重ねていきます

きれいにしたいとき

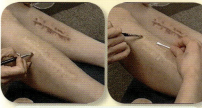

筆や、綿棒などを使います

手早くすませたいとき

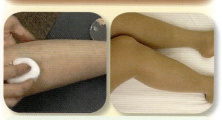

ストッキングを履くなら、
さっとスポンジで塗るだけでもいいです

ウィッグ

さまざまなウィッグ

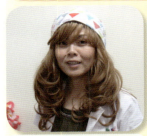

人工毛100%・既製品
ネット販売　3000円くらい
いかにも"ウィッグ"ですが、
遊び感覚なら楽しめるかも

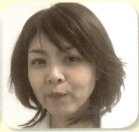

ミックス（人毛＋人工毛）
セミオーダータイプは、
実際にかぶった状態でカッ
トしてもらうため自然です

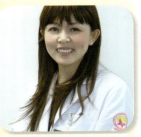

人毛100%セミオーダー
ロングスタイルは、人毛の
ほうが、毛先まで自然です。
（お手入れは少し大変です）

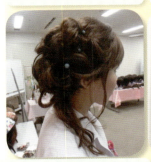

アップなどのアレンジもできます。
結婚式やパーティなどに

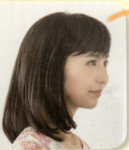

人毛100%、4万円位のウィッグでも、カット技術
によっては、ここまで自然にできることもあります

帽子用のつけ毛

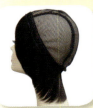

好きな帽子と組み合わせて
使用できます

つけ毛の付いた帽子

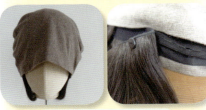

つけ毛部分が取り外せる
タイプもあります

（写真提供：医療用ウィッグ an、(株) Berry&Rose
協力：ワンステップ、レオンカ、HANABUSA）

眉毛メイク

さまざまなタイプの眉ずみ

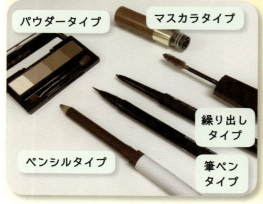

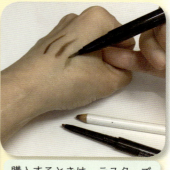

購入するときは、テスターで描きやすさを確認しましょう

パウダーだけで描いても自然

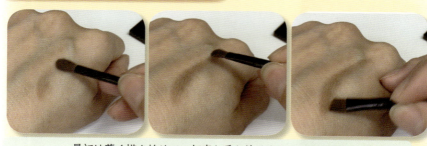

最初は薄く描き始めて、何度か重ね塗りをしていきます

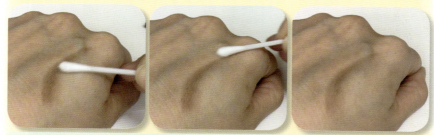

適当に描いても、余計な部分は綿棒で消せるので大丈夫です

ネイルケア

基本のネイルケア

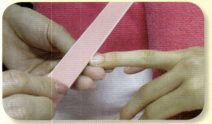

❶爪やすりで、長さを整えます

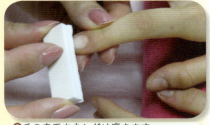

❸爪の表面を少しだけ磨きます

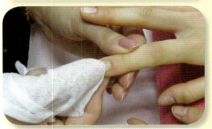

❷甘皮を処理します

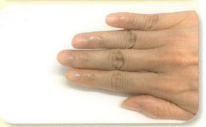

❹爪と周りにオイルを塗ります

ネイルカラー

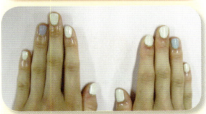

アルコール綿などで、爪の油分をとってから塗ると、持ちがよくなります

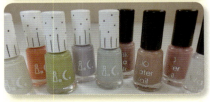

水性ベースのネイルカラーは、アルコール綿で落とせます

ネイルシール

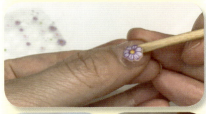

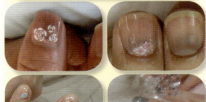
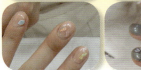

ブレストケア用品

術後下着

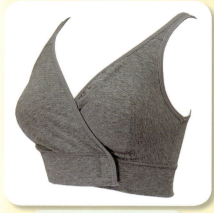

乳がん手術後に使いやすい前開きタイプ

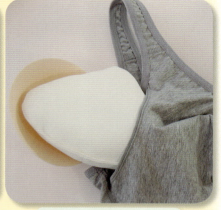

裏側に、パッドを入れるポケットがついています

放射線治療中の下着

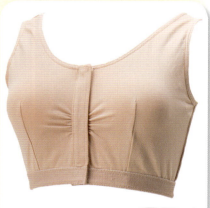

皮膚がヒリヒリするときは、冷却用ジェルパッドを装着できるタイプもあります

冷却用ジェルパッド

バスタイムカバー

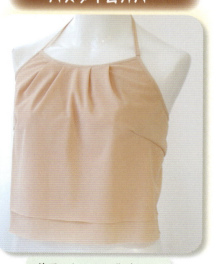

着用したまま入浴できる施設もあります

パッド

形、柔らかさ、重さなど、さまざまなタイプがあります

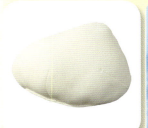
布製

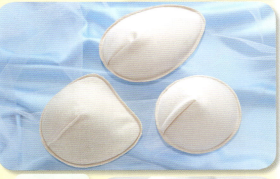
ウレタン製

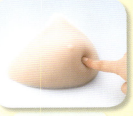
シリコン製

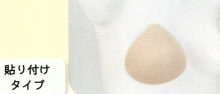
貼り付けタイプ

人工乳房

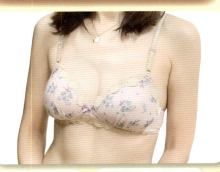
右胸は、人工乳房を使用しています

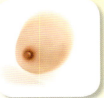
人工乳房

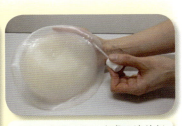
❶人工乳房の縁に皮膚用接着剤を塗ります。

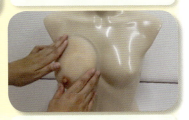
❷胸に貼り付けます。

(写真提供：ユコー、KEA工房、マエダモールド)

エピテーゼ

さまざまなエピテーゼ

使用する本人に合わせて、フルオーダーで制作されます

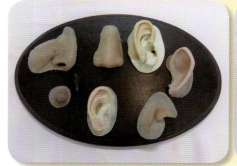

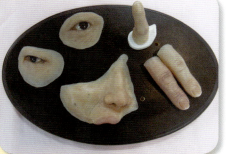

義指 　　　　　義手

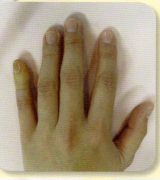

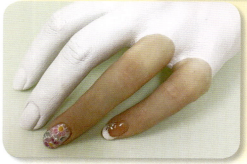

義足

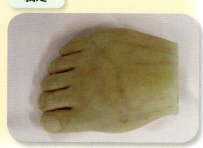

ネイルカラーを楽しむこともできます

（写真提供：アヘッド ラボラトリーズ）

口絵（カバーメイクの例／カバー用クリームの使用例／ウィッグ／眉毛メイク／
ネイルケア／ブレストケア用品／エピテーゼ）………………………………… 1

第1章 女性に多いがん

女性のがん………………………………………………………………………… 16
がんの治療………………………………………………………………………… 18
化学療法（薬物療法）に使用する3タイプの薬剤 …………………………… 20
乳がん……………………………………………………………………………… 23
婦人科がん………………………………………………………………………… 30
子宮頸がん………………………………………………………………………… 32
子宮体がん………………………………………………………………………… 33
卵巣がん…………………………………………………………………………… 34
大腸がん…………………………………………………………………………… 37

第2章 治療に伴う副作用

がん治療によって起こるさまざまな副作用…………………………………… 40
 Q 痛み止めは使わないほうがいいのですか？　*40*
 Q 手術後は安静にしていたほうがいいですか？　*42*
化学療法による副作用…………………………………………………………… 45
放射線治療による副作用………………………………………………………… 47
 Q 化学療法中は、生ものを食べてはいけないのですか？　*48*
 Q 鼻血が出やすくなってしまったのですが？　*49*
 Q 口内炎ができて痛いのですが、どうしたらいいでしょう？　*50*
 Q 口の中が、苦いような味がするのですが？　*51*
 Q 便秘がつらいです。どうしたらいいでしょう？　*52*
 Q やせてきて不安です。何かよい対処法がありますか？　*53*
 Q 手足がしびれるような感じがします。どうしてでしょう？　*54*
 Q ホルモン療法を行っています。汗が止まりません。どうしてでしょう？　*55*

治療中も適度にからだを動かしましょう　〜ヨガ〜　*56*

第3章 🌹 見た目の変化とケア

がん治療で起こりうる見た目の変化……………………………………… 58

Q 治療中は、特別なケアが必要ですか？　*59*

肌の変化とケア…………………………………………………………… 61

Q 化学療法により、肌にどんな変化がありますか？　*61*

Q 化学療法中は、特別なスキンケアが必要ですか？　*62*

Q 洗顔料・ボディソープなどは、今まで使っていたもので大丈夫ですか？　*63*

Q お風呂の温度はどのぐらいがいいですか？　*64*

Q 化学療法中は肌が乾燥しやすい気がします。いつもの化粧水や乳液でいいですか？　*65*

Q 傷や虫刺されは、治りにくくなりますか？　*66*

Q 化学療法中、肌が黒っぽくなりました。しみも増えた気がします。　*67*

Q 化学療法による肌の黒ずみは予防できますか？　*68*

Q 肌の黒ずみを目立たなくできますか？　*69*

Q 治療中の UV ケアはどのようにすればいいですか？　*70*

Q 治療が終われば、肌はもとに戻りますか？　*71*

分子標的薬による肌・爪の変化………………………………………… 72

Q ざ瘡様皮疹に、ファンデーションを塗っても大丈夫でしょうか？　*74*

Q 手足症候群の症状が出ています。どのように保護すればいいですか？　*76*

放射線治療中のケア……………………………………………………… 77

Q 放射線治療をすると、肌にどんな変化がありますか？　*77*

Q 放射線を照射している部分がヒリヒリします。どのように対処すればいいですか？　*78*

Q 放射線治療のあとは残りますか？　*79*

手術後のケア……………………………………………………………… 80

Q 手術の創が気になります。からだにもカバーメイクはできますか？　*80*

脱毛………………………………………………………………………… 84

Q 化学療法をすると必ず脱毛しますか？　*84*

Q 脱毛はいつごろから起きますか？　*86*

Q 化学療法開始前に、髪を切ったほうがいいですか？　*87*

Q 放射線治療でも脱毛しますか？　*88*

Q 脱毛中は、シャンプーしないほうがいいですか？　*89*

Q 脱毛しているときは、どんなシャンプーを使えばいいのですか？　*90*

Q 脱毛は予防できないのですか？　*92*

Q 脱毛中にパーマやカラーリングをしても大丈夫ですか？　*93*

Q 発毛剤や育毛剤、頭皮マッサージなどは効果がありますか？　*94*

Q ウィッグは高価ですか？　*95*

Q ウィッグの選び方がわかりません。どのように選べばいいですか？　*96*
Q 治療中は「医療用ウィッグ」がいいのですか？　*97*
Q ウィッグを上手に使いたいのですが、どうしたらいいですか？　*98*
Q 涼しいウィッグはありますか？　*101*
Q 化学療法で眉毛が抜けてしまいました。上手に描く方法はありますか？　*102*
Q 眉毛がすっかり抜けてしまっていて、上手に描くことができないのですが？　*104*
Q アートメイクをしてもいいですか？　*105*
Q まつげが抜けてしまったのですが、どうしたらいいですか？　*106*

爪のケア……………………………………………………………………… 108
Q 爪のダメージを予防することはできますか？　*108*
Q 化学療法により、爪にどんな変化がありますか？　*110*
Q 爪が変色しています。ネイルカラーを塗ってもいいですか？　*111*
Q ネイルカラーを塗らなくても、爪の黒ずみを隠す方法はありますか？　*112*
Q ジェルネイルをしても大丈夫ですか？　*113*
Q 爪が変形してしまいました。目立たなくできますか？　*114*
Q 爪がすぐ割れてしまいます。どうすればいいですか？　*115*
Q なくなった爪は、カバーできますか？　*116*

ブレストケア…………………………………………………………………… 118
Q 乳がんの手術後は、どんな下着がいいですか？　*118*
Q 乳房温存術を受けました。胸の変形を目立たなくできますか？　*119*
Q 乳房全摘術を受けました。どのようにカバーすればいいですか？　*120*

リンパ浮腫……………………………………………………………………… 123
Q 乳がんの手術を受けました。リンパ浮腫になりますか？　*124*
Q 婦人科がんの手術を受けました。リンパ浮腫になりますか？　*125*
Q リンパ浮腫になりました。どうすればいいですか？　*126*
Q リンパ浮腫を目立たなくする服装はありますか？　*128*

第4章 🌹 見た目のケアと QOL

見た目の変化へのケアがおよぼす影響について…………………………… 130
[患者さんの声] サンバのイベントにも気軽に参加　*131*
[患者さんの声] ネイルもしてきれいになった足でサンダルが履ける　*133*
[患者さんの声] 見た目が整うと自分も周りも嬉しくなる　*134*

東大病院での外見ケアサービス……………………………………………… 135

がん相談支援センター………………………………………………………… 139

患者会・患者サロン…………………………………………………………… 141

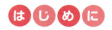

　これまで、治療による見た目の変化は、「しかたないもの」とあきらめられていました。

　しかし、ちょっとした工夫やケアで、"いかにも病気"ではない自分になることができます。治療中であっても、自分らしい生活、少なくとも治療前と同じような自分らしい生活を送ってほしいと願い、2013年、東大病院にカバーメーク・外見ケア外来を開設しました。

　2009年、がん治療による皮膚変化のある患者さん方に、「本当はどう思っているのか」を伺ったインタビュー調査が、外見ケアについて考えるきっかけでした。

　多くの方々が、「本当は気になっている」と答えられただけでなく、「プールへ行けなくなった」「温泉に行けない」「半袖が着られない」など、皮膚という見た目の問題が、日常生活を大きく制限していることに気づかされました。

　何とかしなくては、と思っていたときに、ある患者さんの「隠せるなら隠したいです」というひと言から、「隠せるもの」を探すうちに出合ったのがカバーメイクです。あのとき、本音を話してくださった患者さんたちには、今でも本当に感謝しています。

　乳がん治療を受けた40代の患者さんに、カバーメイクを紹介した後のアンケートを紹介します。

◆ その他、コメントやご希望があればご自由にお書き下さい

> 抗がん剤でシミが顔面、黒になり、増えてとても落ち込みました。
> コンシーラを塗っても隠せなかった。人に逢うのがこわくなり嫌でした。

　病気だけでも大変、加えて治療もつらいときに、「人に会うのが怖い」とか、「嫌だ」とかいう思いまでしてほしくないと、強く思います。友だちや家族、大切な人との時間まで、病気に奪われてほしくありません。

　外見ケア外来を始めるようになって、患者さんからよく伺うのは、「担当の先生には、見た目の問題など、文句みたいなことは言えません」「そんなこと言ったら、せっかく治療してくれている先生に申し訳ない」「病院で言うことではないと思っていた」などの言葉です。
　「もっと早く知っていたら、こんなに苦しまなくてもすんだのに」と言う方もいらっしゃいます。ウィッグ、メイク用品やエピテーゼなど、自分らしい生活を送るための製品がいろいろとあること、相談できる場所があることを、もっと多くの方々に知っていただけたらと思います。

2018 年 8 月　　　　　　　　　　　　　　　　　分田貴子

＊この本の内容は健康を保証するものではありません。
　個々の病状については、医師の指示に従ってください。

外見の変化を経験した医師として

ゆう脳神経外科院長　脳神経外科医　後藤雄子

　2013年6月、32歳のとき、私は悪性リンパ腫を発病しました。化学療法に伴う身体的、心理的ダメージに加え、副作用の脱毛は予想以上につらいものでした。当初は「治すためにはしかたがない」と思っていましたが、実際は、外出や人目が怖くなり、落ち込む日々でした。これまて脳神経外科医として、患者さんの治療に携わってきた私は、脱毛や皮膚変化、手術のあとといった「治療に伴う外見の変化」については、「しかたがない」と考えていました。しかし、日常生活が著しく妨げられる外見の変化は、「しかたがない」ではすまされない深刻な問題だとわかりました。

　外見は、その人自身の「記号」のような役割を持っています。洋服、化粧、眼鏡や髪型が変化するだけで、よく知った人でも別人のように見える経験を、だれしも一度はしたことがあるでしょう。その「記号」の変化が、なんらかの病気の存在を示唆するような、すなわち、脱毛や皮膚変化、手術のあとであった場合、「私は病気です」という記号を、常に背負わせられているような状態に陥ります。欧米ではすでに、脱毛や皮膚変化といった外見の変化は、患者さんの生活の質を低下させ、治療後の就学や就労を阻害するものとして広く認識されています。しかし日本では、まだまだ認識不足が否めません。

　治療によって被る外見の変化は、他人に見える副作用であり、外見ケアはその副作用への治療に位置付けられます。外見ケアは、患者さんが今までの生活を維持するために必要不可欠です。私自身、ウィッグや化粧という外見ケアを取り入れたおかげで、日常生活を維持しながら、つらい闘病期間を乗り越え、今があります。

　そのご縁あって、本書著者の分田貴子先生と出会いました。本書を手に取られた患者さんが、外見の変化を克服する情報を得て、少しても日々を明るく過ごしながら治療に取り組めることを、外見の変化の経験者として、そして医師として、切に願います。

2018年

第1章

女性に多いがん

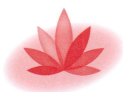

女性のがん

がんにかかる人は増加しています

　がんの罹患率(りかん)は、男女とも年々増加しています。最新のがん統計によると、女性が「生涯でがんに罹患する確率」は、46％と報告されています（男性62％）。つまり、「**女性の2人に1人が、一生のうちに、何らかのがんにかかる**」ことになります。

　特に、乳がんにかかる率は高く、1970年代以降、増加が続いています。現在では、「**一生のうち、女性の11人に1人が乳がんになる**」とされるなど、非常に身近な病気となっています。

　大腸がんも、女性の罹患率が増加し、女性では2番目に多いがんとなっています。

がん死亡率は低下しています

　がん罹患率は、男女とも毎年増加している一方で、治療法の進歩などにより、年齢調整がん死亡率（高齢化などの影響を取り除いたがん死亡率）は低下しています。

　多くの方が、がん治療中または経験者、という時代と言えます。

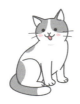

女性・部位別のがん罹患率 (一生のうちにがんになる確率)

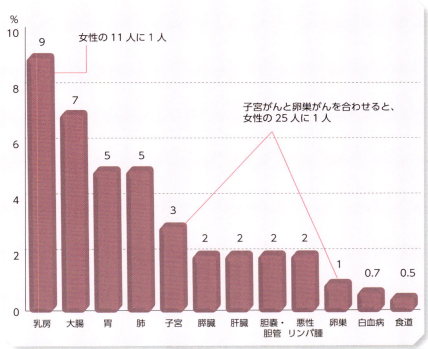

国立がん研究センター 2013年調査

部位別年齢調整がん死亡率 (1958年～2015年)

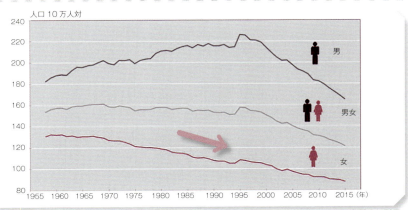

国立がん研究センターがん対策情報センター の資料より引用

第1章 女性に多いがん

17

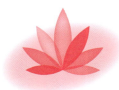

がんの治療

手術と化学療法、放射線療法を組み合わせて行う

　がん治療は、手術、化学療法、放射線療法を組み合わせて行います。多くのがんでは、がんの種類ごとに、**ステージ（病期）**に応じた**標準治療**が示されています。

ステージ（病期）

　がんの進行の程度を示す基準です。ローマ字数字Ⅰ（または0）〜Ⅳで示されます。がんが大きいほど、また、リンパ節や他臓器への転移があるほど、進行度は高くなります。

標準治療

　「科学的根拠に基づいて、現在利用できる最良の治療であることが示されている治療法」を標準治療と言います。

　「標準治療」という言葉から、「もっといい（はずの）治療があるのでは？」と感じることがあるかもしれません。医療者が提示する「標準治療」は、**「ありきたりな治療法」という意味ではありません**。多くの臨床研究の結果から、「現段階で最も優れている」という証拠があり、日本で治療を受ける人に、現状、最も推奨される治療法です。

治療法の選び方とQOL（クオリティオブライフ＝生活の質）

がん種ごとに標準治療が提示されていますが、全身状態、年齢などによって、治療法の選択肢は変わることもあります。

がんを小さくすることができたとしても、普段どおりの暮らしが難しくなるなど、生活の質が大きく低下する可能性がある場合、その治療が最良かどうか、その答えは、患者さんによって異なります。

苦しい治療であっても、病気を食い止められる可能性にかけたい、という方もいれば、つらい治療なら受けたくない、これまでどおりの暮らしを続けたい、という方もいらっしゃるでしょう。

お仕事、お子さんの年齢、介護の必要なご家族の存在など、ひとりひとり、生活の状況は異なります。また、治療後の妊娠や出産、あるいは、髪が抜けるのだけは嫌、など、譲れない思いもあるはずです。

治療法を選ぶということは、ご自身の「生き方」に関わる重要な問題です。「どのように生きてきたか」、そして、「これからどのように生きたいか」を考えて、自分の希望を医師に伝えましょう。

標準治療と医師の説明を十分に踏まえて、**「自分にとって」最適な治療法を選んでください**。治療を受けるのは、ご自身です。

最先端の治療

医療技術的に最先端の治療であっても、それが最も優れているとは限りません。治療後長期間たってから、治療段階では想像もできなかったような副作用が出る可能性もあります。

「標準治療」以外は、効果や副作用についての十分な証拠を集めている段階の治療法と言えます。効果や副作用などを十分に調べて、それまでの標準治療より優れていることが証明されれば、それが新たな「標準治療」となる可能性もあります。

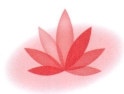

化学療法（薬物療法）に使用する3タイプの薬剤

いわゆる"抗がん剤"

　がん細胞を攻撃し、がんの増殖を抑えます。正常細胞へのダメージも大きく、吐き気や、免疫力の低下（白血球の減少）などの全身的な副作用があります。脱毛や、肌の色素沈着など、見た目の変化が出る薬剤もあります。

　最近は、吐き気や、白血球減少に対する薬の開発が進んでいますが、見た目の変化に対する効果的な予防法はほとんど見つかっていません。

分子標的薬

　がん細胞の一部成分（細胞表面にあるたんぱく質など）のみを標的とします。いわゆる"抗がん剤"と比べて、全身的な副作用はやや少ないですが、皮疹や爪囲炎など、分子標的薬特有の副作用があります。特別なスキンケアやネイルケアが必要です。

ホルモン剤（内分泌療法）

　乳がんや子宮体がんの治療では、体内の女性ホルモンの作用を減らす薬剤を使用することがあります。内服薬と、おなかに皮下注射するタイプがあります。閉経状態となり、ホットフラッシュなどの更年期様症状が現れます。見た目の変化は多くありません。

薬剤のタイプによる副作用と見た目の変化

	全身的な副作用	見た目の変化	見た目の変化へのケア
いわゆる"抗がん剤"	吐き気 免疫力低下	脱毛 肌の色素沈着	ケアで予防するのは難しい
分子標的薬	やや少ない （下痢するものがある）	分子標的薬特有の副作用（皮疹や爪囲炎など）	特別なケアが必要
ホルモン剤	ホットフラッシュ（のぼせ、ほてりなど）などの更年期様症状	多くない	―

　薬剤の種類により、副作用の症状・出現する時期・強さはさまざまです。どのような副作用が起こりそうか、どのような対処法があるのか、医師や看護師、薬剤師の説明を聞いて備えましょう。

高額療養費制度

　分子標的薬治療では、医療費が高額になることがあります。
　高額療養費制度により、所得に応じた一定額（限度額）以上の負担分は、あとで戻ってきますが、「限度額適用認定証」をあらかじめ取得しておくと、窓口で、限度額以上を支払う必要がなくなります。
　加入している保険により、申請先が異なります。がん相談支援センターや、患者相談窓口などで、手続きの方法を確認しておきましょう。

検査や治療も、通院が増えてきた

　以前は、入院して行っていた検査や治療も、外来で通院しながら行うことが増えてきました。

　社会生活の中で、「暮らしながら」「働きながら」治療する機会が増えています。見た目の変化へのケアの重要性も増してきたといえるでしょう。

外来化学療法の患者延数

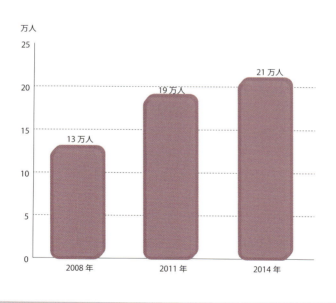

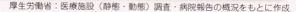

厚生労働省：医療施設（静態・動態）調査・病院報告の概況をもとに作成

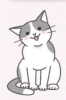

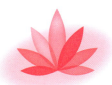

乳がん
～ 女性で最も多いがん。一生のうち、女性の 11 人に 1 人が、乳がんになると言われている ～

乳がんの検査

診察と、マンモグラフィ検査（乳房レントゲン撮影）・乳腺超音波（エコー）検査により、「乳がんの疑いがある」場合には、乳房に針を刺し、細胞や組織を採取します。

採取した細胞や組織を調べて、がんかどうか、がんの場合はどのような性質なのかを診断します。

乳がんの検査の流れ

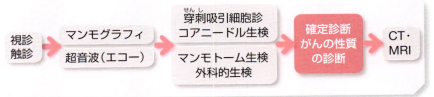

乳がんの進行度（ステージ）

腫瘍のサイズ、周囲のリンパ節（特に腋窩（わきの下）のリンパ節）への転移や、他臓器への転移の有無により、0 期からⅣ期に分類されます。

乳がんのステージ

腫瘍のサイズ		～2cm	～5cm	5cm～	問わない
わきのリンパ節	転移なし	Ⅰ	ⅡA	ⅡB	
	転移あり	ⅡA・ⅢA	ⅡB・ⅢA	いずれか転移 ⅢA	両方に転移 ⅢC
胸骨リンパ節転移					ⅢC
皮膚浸潤					ⅢB
鎖骨リンパ節転移					ⅢC
他臓器転移（肺・骨・肝臓・脳など）					Ⅳ

日本乳癌学会編「臨床・病理乳癌取扱い規約 2012 年（第 17 版）」（金原出版）をもとに作成

🌸 非浸潤がん（0期）

がん細胞が、乳管・小葉の中にとどまる状態です。適切な治療を行えば、転移や再発をすることはほとんどないと考えられています。

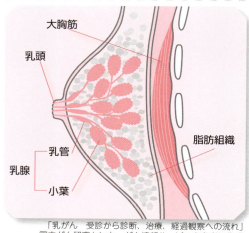

「乳がん 受診から診断、治療、経過観察への流れ」
国立がん研究センターがん情報サービスを参考に作成

乳がんの治療

ステージに応じた標準治療が決められていますが、がんの性質、からだの状態などによっても、治療の選択肢は変わります。

複数の選択肢がある場合は、それぞれの長所と短所を理解し、納得したうえで治療法を選びましょう。

乳がんの標準治療

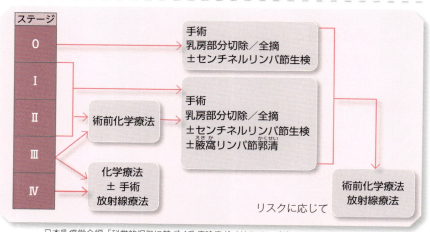

日本乳癌学会編「科学的根拠に基づく乳癌診療ガイドライン（1）治療編2013年版」（金原出版）より作成

24

🌸 術前化学療法

　乳がん治療では、術後、再発予防のために行う予定の化学療法を、手術の前に行うことがあります。腫瘍（しゅよう）が縮小すれば、切除範囲を小さくできる可能性もあります。

乳がんの手術

　腫瘍のサイズや部位により、また、本人の希望も合わせて、手術の方法を選択します。

乳がんの術式

乳房全摘術 （乳房切除術）	● 乳頭・乳輪を含め、乳房をすべて切除します
乳房温存術 （乳房部分切除術）	● 病変とその周辺のみを切除します ● 切除の範囲や部位によっては、乳房が変形することがあります ● がん細胞が残っている可能性があるため、残存乳房への放射線治療が必要です

🌸 乳房温存術が行えるかどうか？

　乳房温存術が行えるかは、腫瘍のサイズや位置などによります。おおよそ3センチ以下の腫瘍が対象ですが、それより大きい場合でも、対象となることもあります。

　術前化学療法により、腫瘍が縮小すれば、乳房温存術が選択できることもあります。

　がんが手術前の予想以上に広がっていた場合は、残った乳房の追加切除を行うことがあります。

第1章　女性に多いがん

25

🌸 センチネルリンパ節生検が優先

　かつては、腋窩（わきの下）リンパ節切除を行うのが一般的でしたが、近年は、術前に明らかなリンパ節転移がない場合には、**センチネルリンパ節生検**が優先されます。

　手術中に、センチネルリンパ節＊を数個のみ採取し、ここにがん細胞がない、もしくは微小であれば、腋窩リンパ節切除は省略されます。

> ＊**センチネルリンパ節**：腫瘍から近く、がん細胞があれば、最初にせき止めるはずのリンパ節

乳房再建

　自家組織（おなかや背中の筋肉）を使う方法と、インプラントを使う方法があります。再建の時期も、乳がん手術と同時に行う場合（同時再建）と、術後、時間が経ってから行う場合（二次再建）があります。

　再建の希望がある場合、再建術の内容やスケジュールも含めて、治療方針を決定することになります。病状によっては、再建術が難しいこともあります。主治医との十分な話し合いが必要です。

　自家組織を使う方法では、おなかや背中にも創（きず）ができることになります。再建を担当する医師（多くは形成外科医）の説明をよく聞いておきましょう。

乳がんの化学療法

　乳がんの化学療法では、がん細胞の性質を細かく分類し（サブタイプ）、それぞれの性質に合った治療を行います。

サブタイプごとの代表的な治療例

	ホルモン感受性		
	高い	低い	なし
HER2 陰性	ホルモン療法 ＋抗がん剤	ホルモン療法 （＋抗がん剤）	抗がん剤
HER2 陽性	ホルモン療法 ハーセプチン （＋抗がん剤）	ホルモン療法 ハーセプチン （＋抗がん剤）	ハーセプチン ＋抗がん剤

＊病状により、異なる治療法を行うことがあります。
＊治療法の研究は毎年進んでおり、治療法も次々と変化しています。

🍀 HER2（ハーツー）とは

　HER2（ハーツー）は、がん細胞の表面にある、がんの増殖に関わる分子です。

　ハーセプチン（トラスツズマブ）は、この分子をブロックすることで、がん細胞の増殖をおさえる分子標的薬です。ハーセプチン以外にも、HER2をブロックする薬剤が、複数開発されています。

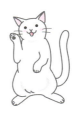

❀ ホルモン療法（内分泌療法）

　ホルモン感受性タイプの乳がんは、性ホルモンの影響を受けて増殖するため、体内の女性ホルモン（エストロゲン）の作用を低下させる薬剤を使用します。閉経状態となり、更年期のような症状（ほてり、発汗、だるさ、イライラ、頭痛、不眠、腟分泌液の減少など）が現れることがあります。症状がつらく、日常生活に支障が出る場合は医師に相談しましょう。

　タモキシフェン（抗エストロゲン薬）を服用する場合、同じくホルモン依存性のがんである子宮がんのリスクが高くなることがあります。主治医の指示に従い、定期的な婦人科受診を行います。

妊娠の希望がある場合

　化学療法により、卵巣機能が障害される可能性があります。将来的に妊娠、出産を希望する場合、卵巣機能を保持する治療法を選択できないか、よく相談しましょう。

　病状的に難しい場合、治療前に卵子保存を選択できる施設もあります。主治医に相談してみましょう。

乳がんの予後は非常によい

　乳がんは、ほかのがん種に比べて非常に予後がよく、5年生存率は、90％以上とも報告されています。
　治療後も元気に過ごせる期間が長いぶん、「がんと共に生きる」期間も長くなります。乳房の変形や欠損など、女性としてのボディイメージの変化とも、長く付き合っていくことになります。

全国がん（成人病）センター協議会の生存率共同調査（KapWeb）
（2016年2月集計）による

乳がんの放射線療法

　乳房温存術後には、残存乳腺やリンパ節での再発の危険性を低くするため、ほぼ全例で行います。

　放射線による皮膚炎や熱傷（やけど）を避けるため、少量ずつ、1カ月程度かけて照射します。1回の照射時間は1～2分程度で、多くの場合、外来での治療が可能です。

　病状によっては、乳房全摘術後にも行うことがあります。

妊娠中の乳がん

　妊娠中に、乳がんが発見されることもあります。妊娠の継続や出産・授乳が、がんの進行に影響を与えることはないと言われていますが、乳がんに対する検査や治療は、胎児に影響をおよぼすことがあります。

　妊娠中の乳がん診療は、胎児と母体それぞれへのリスクを考えながら、慎重に行う必要があります。

　乳腺外科と婦人科が共同し、「治療しながらの妊娠、出産」を応援する施設もあります。

　聖路加国際病院のがん相談支援室が相談窓口になっています。
http://hospital.luke.ac.jp/guide/cancer/consultation.html

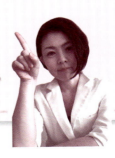

妊娠中の乳がん検査や治療は、慎重に行う必要があります。

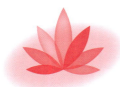

婦人科がん
～ 子宮がん、卵巣がんを合わせて婦人科がんという ～

婦人科がんの種類

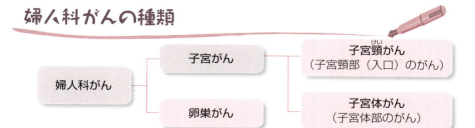

子宮頸がん、子宮体がん、卵巣がんは、それぞれ全く性質が異なり、治療法も異なります。

婦人科がんの治療

手術、化学療法、放射線療法を組み合わせた標準治療が決められていますが、年齢、治療後の妊娠・出産の希望などによっても、治療法の選択肢は変わります。

子宮の構造

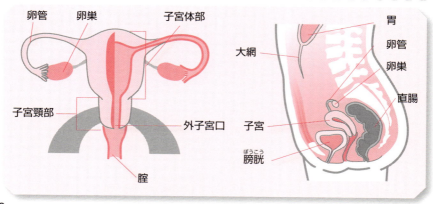

婦人科がんの手術

術式の例

円錐切除（えんすい）	子宮頸部の病変部分のみを円錐形に切除
単純子宮全摘	子宮のみ摘出
広汎子宮全摘（こうはん）	子宮と腟の一部を、周囲のリンパ節も含めて広い範囲で切除

上記に加えて、附属器切除（卵巣・卵管切除）を行うことがあります。ほかにも、さまざまな術式があります。

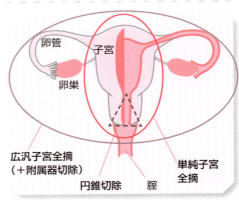

婦人科がんの術式（イメージ）

卵管／子宮／卵巣／広汎子宮全摘（＋附属器切除）／円錐切除／腟／単純子宮全摘

卵巣切除と女性ホルモン

　閉経前に両側の卵巣を摘出した場合、卵巣からの女性ホルモン（エストロゲン）の分泌が急激に減少し、更年期のような症状（ほてりや発汗、だるさ、イライラ、頭痛、不眠など）が起こることがあります。症状がつらく、日常生活に支障が出る場合は、医師に相談しましょう。

排尿・排便に関する障害

　子宮とその周辺組織を広範囲に切除すると、膀胱（ぼうこう）や直腸の神経に障害をきたし、排尿困難、尿漏れ、便秘など、排泄（はいせつ）に関わる障害が起こることがあります。

31

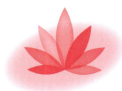

子宮頸がん
～ 若い年齢で増加。20～30代では、最も罹患率の高いがん ～

子宮頸がんのステージ（病期）と治療

がんの大きさ、周囲組織への広がりにより、0期からⅣ期に分類し、ステージに応じた治療を行います。

子宮頸がんの治療

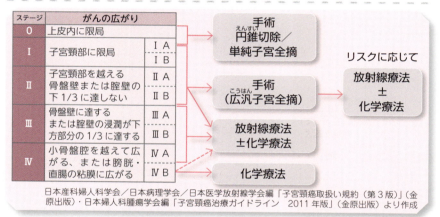

日本産科婦人科学会／日本病理学会／日本医学放射線学会編「子宮頸癌取扱い規約（第3版）」（金原出版）・日本婦人科腫瘍学会編「子宮頸癌治療ガイドライン 2011年版」（金原出版）より作成

円錐切除

子宮頸部の病変組織だけを円錐形に切除する方法です。妊娠・出産も基本的には可能ですが、初期のがんのみの適応となります。

放射線治療

化学療法と並行して行うこともあります。手術に比べ、排尿機能障害や性交障害などの合併症が軽い反面、**卵巣機能を温存できないことがあります**。妊娠の希望についても、主治医とよく相談しましょう。

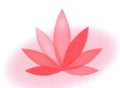

子宮体がん
~ 子宮内膜にできるがん。閉経前後に多い ~

子宮体がんのステージ（病期）と治療

病巣が子宮体部にとどまるⅠ期から、他臓器まで転移したⅣ期に分類し、ステージに応じた治療を行います。

子宮体がんの治療

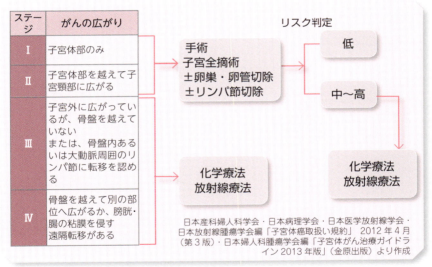

日本産科婦人科学会・日本病理学会・日本医学放射線学会・日本放射線腫瘍学会編「子宮体癌取扱い規約」2012年4月（第3版）・日本婦人科腫瘍学会編「子宮体がん治療ガイドライン2013年版」（金原出版）より作成

子宮温存を希望する場合

早期がんで、子宮の温存を希望する若年の場合、「子宮内膜掻爬術（そうは）＋ホルモン療法」を、選択できることもあります。

子宮を残すことによる再発のリスクと、ホルモン療法による副作用のリスクに十分な考慮が必要です。

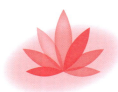

卵巣がん
〜 診断が難しいがん 〜

正確な診断は手術をしてから決まる

　卵巣がんの疑いがある場合、診察、画像検査、腫瘍(しゅよう)マーカーの測定を行いますが、良性か悪性（がん）かを正確に診断するには、手術してみなければわかりません。

　手術中に、病変の一部を迅速病理検査に提出して診断します。最終的なステージは、手術中にがんの広がりを観察し、摘出した組織の病理検査の結果から決定します。

卵巣がんの検査の流れ

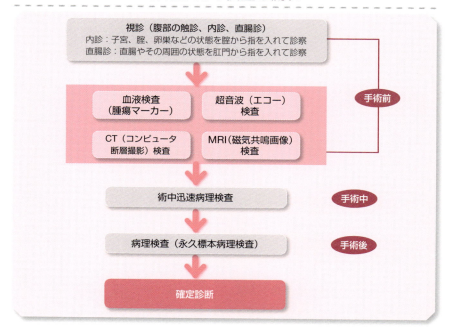

卵巣がんのステージ（病期）と治療

卵巣がんのステージ（病期）は、Ⅰ期からⅣ期に分かれています。

卵巣がんのステージ

ステージ	がんの広がり
Ⅰ	卵巣・卵管内限局
Ⅱ	骨盤内に進展 あるいは原発性腹膜がん
Ⅲ	骨盤外の腹膜播種 後腹膜リンパ節転移
Ⅳ	腹膜播種を除く遠隔転移

ⅠA	片側の卵巣・卵管に限局
ⅠB	両側の卵巣・卵管に限局
ⅠC	片側または両側の卵巣・卵管に限局するが、以下を認める 被膜破綻[*1] 被膜表面への浸潤・腹水（洗浄液[*2]）に悪性細胞

*1：卵巣の表層をおおう膜が破れること。
*2：腹腔内に生理的食塩水を注入後、腹腔内貯留液とともに回収したもの。

日本産科婦人科学会・日本病理学会編「卵巣腫瘍・卵管癌・腹膜癌取扱い規約　病理編　第1版（2016年）」金原出版より作成

卵巣がんの治療の流れ

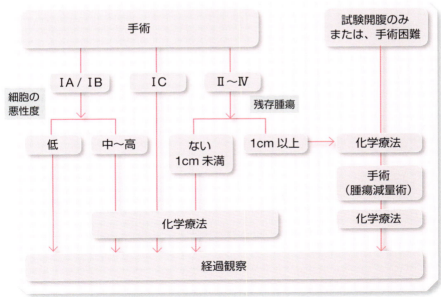

日本婦人科腫瘍学会編『卵巣がん治療ガイドライン2015年版』金原出版より作成

第1章　女性に多いがん

卵巣がんの手術

通常は、両側の卵巣・卵管を、子宮も含めて摘出します。周囲のリンパ節を広範囲に切除することもあります。

🌸 腫瘍減量術

おなかの中に、がんが広がった状態（腹膜播種）などで、完全に切除できない場合も、可能な限りがんを摘出します。取り残したがんの量が少ないほど、その後の化学療法が効きやすくなるとされています。

🌸 妊娠を希望する場合

ステージⅠAで、悪性度が最も低いがん（高分化型がん）の場合は、病巣側のみの卵巣と卵管を摘出し、反対側の卵巣は残すことで、妊娠の可能性を残せることもあります。妊娠の希望があるときは、主治医とよく相談しましょう。

乳がん・卵巣がんと遺伝

乳がん、卵巣がんの発症に大きく関わる遺伝子（BRCA）の存在が知られています。血縁者に乳がん、卵巣がん患者が複数いる場合は、この遺伝子を引き継いでいる可能性もあります。専門機関で遺伝子検査に関するカウンセリングを受けることも選択肢のひとつとなります（ただし、家族にがん患者が多くいても、「遺伝性のがん」ではないこともあります）。

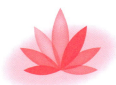

大腸がん
~ 女性では、乳がんについで多いがん ~

病期(ステージ)と治療

がんの深さ・広がりによって、0期からⅣ期に分け、ステージに応じた治療を行います。

大腸がんのステージと治療

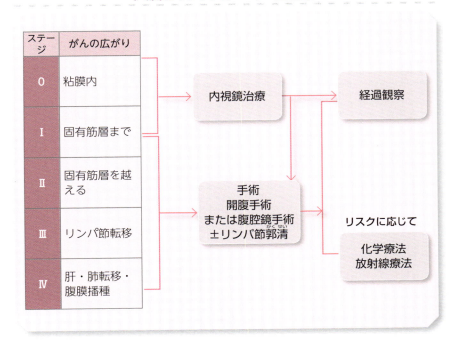

ステージ	がんの広がり
0	粘膜内
Ⅰ	固有筋層まで
Ⅱ	固有筋層を越える
Ⅲ	リンパ節転移
Ⅳ	肝・肺転移・腹膜播種

早期では、内視鏡切除で治療が完了する場合もあります。多くの場合、手術後に、再発防止のための化学療法、放射線治療を行います。

肝臓や肺に転移があっても、手術を行うことがあります

　大腸がん以外では、ステージⅣ（他の臓器に転移がある状態）では基本的には手術を行いません。しかし、大腸がんの肝臓や肺への転移は、治療に反応しやすいことが知られているため、転移部分の治療も視野に入れながら、大腸のがん部分の手術を行うことがあります。

排便、排尿、性機能における障害

　肛門に近い直腸にがんがある場合、手術により、排泄(はいせつ)や性機能をコントロールする神経が損傷され、手術後に排便、排尿、性機能障害が起こることがあります。

人工肛門になることがあります（一時的・永久的）

　病状によっては、人工肛門になることがあります。永久的な人工肛門になる場合もあれば、手術後、一定期間をおいてから、人工肛門を閉鎖する場合もあります。

リンパ浮腫の発症リスク

　骨盤内リンパ節を郭清(かくせい)した場合、骨盤内に放射線を照射した場合は、足のリンパ浮腫(ふしゅ)が発症するリスクがあります。

卵巣機能

　病気の進展によっては、卵巣も切除することがあります。妊娠希望がある場合、主治医とよく相談しましょう。

第 2 章

治療に伴う副作用

がん治療によって起こる さまざまな副作用

がん治療によって、さまざまな副作用が生じます。起こりそうな副作用と、対処法を知っておきましょう。

Q 痛み止めは使わないほうがいいのですか？

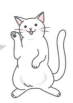

A 痛みは、がまんしすぎないようにしましょう。

手術後の痛み

　鎮痛薬があらかじめ投与されていても、手術後は、強い痛みを感じることもあります。痛みは、ループ状に増強すると考えられています。痛みをがまんし過ぎると、からだは痛みに対してより敏感になり、さらに痛み物質が作られてしまいます。
　「痛み止めを使うと、効きにくくなる」ということはありません。早い段階で痛み止めを使うことで、痛みのループを早めに遮断できます。がまんしていると、かえって、強い薬を使わないとコントロールできない状態になってしまうこともあります。強い痛みを感じるときは、がまんせず、医師や看護師に伝えましょう。

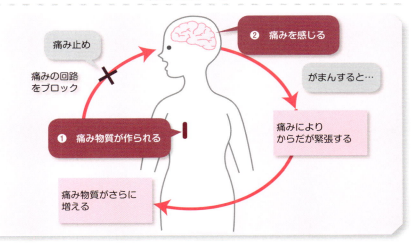

起き上がり方のコツ

　とくに腹部の手術では、創の痛みのために、起き上がったり、立ち上がったりすることが難しくなります。あお向けに起き上がろうとすると、腹筋を使うため、痛みが響きます。

　一度横向きになり、腕でベッドを押すようにして、腕の力で上半身を持ち上げると、腹部にあまり力を入れずに起き上がることができます。

ペインクリニック

　痛みのコントロールを専門に行う外来です。手術後の強い痛みや、痛みの回数が少なくなっても、鈍痛、キリキリとした痛み、しびれ、違和感、知覚異常、知覚鈍麻などが数年以上続くこともあります。

　仕事に影響がある、家事ができない、眠れないなど、日常生活に支障があるときは、ペインクリニックに相談するとよいでしょう。緩和ケア外来や麻酔科が、痛みに関する診察を行っている施設もあります。

　手術後以外の痛みも相談できます。

がん治療によって起こるさまざまな副作用（肺炎・腸閉塞など）

Q 手術後は安静にしていたほうがいいですか？

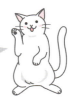

A 手術後は頑張って動きましょう。

少しずつ動ける範囲を広げましょう

からだを動かさない状態が続くと、筋力は想像以上に早く低下します。**肺炎**や、**腸閉塞**など、手術後の合併症も起こりやすくなります。手術後の早い回復のためにも、なるべく頑張って動きましょう。

痛みがあるときには、痛み止めを使用し、少しずつ動ける範囲を広げていくことも大切です。

無気肺・肺炎

手術後に、からだを動かさない状態が続くと、痰などで気道がふさがれ、肺に空気が入らない部分（無気肺）ができやすくなります。

無気肺には、細菌が増殖しやすく、手術後の免疫力低下が重なると、肺炎になることもあります。

肺炎は手術後の回復を遅らせます。ベッドを起こし、座位の姿勢になるだけでも、肺炎の予防になります。

呼吸がしにくい、苦しいと感じたら、すぐに医師や看護師に伝えましょう。

腹式呼吸で肺炎予防

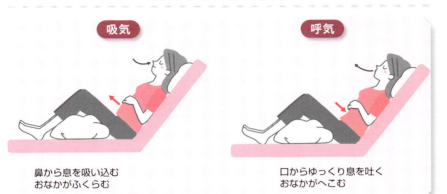

吸気 — 鼻から息を吸い込む　おなかがふくらむ

呼気 — 口からゆっくり息を吐く　おなかがへこむ

手術の方法も変わってきています

　最近は切除する範囲をなるべく小さくすることで、治療後の後遺症を最小限にするなど、QOL（クオリティオブライフ＝生活の質）を重視した手術が行われるようになってきています。腹腔鏡手術では、創をできるだけ小さくする工夫が進んでいます。

　乳がんでは、病状によっては、がん部分のみを切除する手術方式（乳房温存術）を選択できる可能性も増えました。からだへのダメージが減るだけでなく、見た目の変化も少なくなります。

開腹手術と腹腔鏡手術の違い

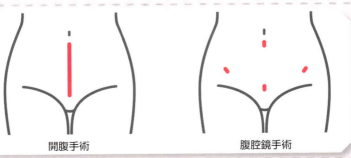

開腹手術　　　　　腹腔鏡手術

第2章 治療に伴う副作用

43

腸閉塞（イレウス）

　腸閉塞は、腸内の食べ物や水分の流れが悪くなり、便やガスが出なくなる状態です。強い腹痛（しぶり腹）と、吐き気・嘔吐が起こります。

　腹部の手術では、腸が癒着*して、内容物が通過しにくい部分ができることがあります。手術後、からだを動かさずにいると、腸の動きが悪くなり、腸閉塞になりやすくなります。

　創の痛みで、排便が難しくなりがちですが、便秘も腸閉塞の原因となります。便の硬さは、下剤（緩下剤）によって、ある程度調節できることもあります。

　下剤には、酸化マグネシウム（カマ）がよく使用されます。強くいきまずに排便できるよう、担当医と相談しながら量を調整しましょう。

　漢方薬（大建中湯など）が使用されることもあります。

*腸閉塞は、手術以外にも、病気そのもの、化学療法、放射線治療の影響
　によっても起こることがあります。

---

*癒着：おなかのなかで、臓器同士がくっついてしまうこと。

繊維質の多い食材は腸閉塞になりやすい

　繊維質の多い食材は、腸閉塞を起こしやすくなります。野菜は確かに、「からだによい」といわれていますが、野菜ばかり過剰に摂取すると、腸閉塞の原因となるかもしれません。

　手術後の食事で気をつけるべき点について、医師などから指導を受けておきましょう。病院によっては、栄養士による食事指導（栄養相談）を受けられることもあります。

化学療法による副作用

第2章 治療に伴う副作用

化学療法で使用する薬剤は、正常な細胞にも作用します

　化学療法で使用する薬剤は、がん細胞だけでなく正常な細胞にも作用します。その結果現れるのが副作用です。

化学療法による主な副作用

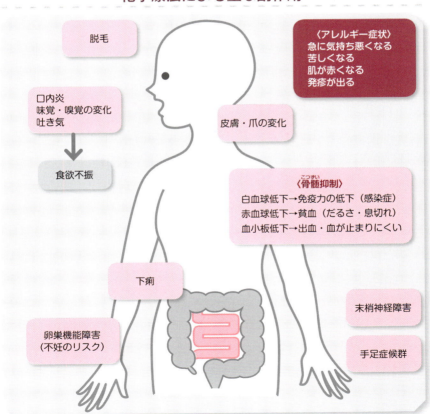

- 脱毛
- 口内炎／味覚・嗅覚の変化／吐き気
- 食欲不振
- 皮膚・爪の変化
- 〈アレルギー症状〉急に気持ち悪くなる／苦しくなる／肌が赤くなる／発疹が出る
- 〈骨髄抑制〉白血球低下→免疫力の低下（感染症）／赤血球低下→貧血（だるさ・息切れ）／血小板低下→出血・血が止まりにくい
- 下痢
- 卵巣機能障害（不妊のリスク）
- 末梢神経障害
- 手足症候群

45

薬剤の種類により、副作用の症状・時期・強さは異なります。どのような副作用が起こるのか、治療を始める前に知っておきましょう。

　症状の出方には、個人差もあります。医師、看護師や薬剤師に相談しながら、自分に合った対処法を探しましょう。

アレルギー反応は、重篤（じゅうとく）な事態になる場合もあります

　薬剤の投与直後や投与中に、違和感、息苦しさ、皮膚のかゆみなどの症状が、急に現れることがあります。薬剤に対するアレルギー反応が起こっている証拠です。重篤な事態になる場合もあります。

　これまでと違う症状を感じたら、すぐに医師や看護師に知らせましょう。

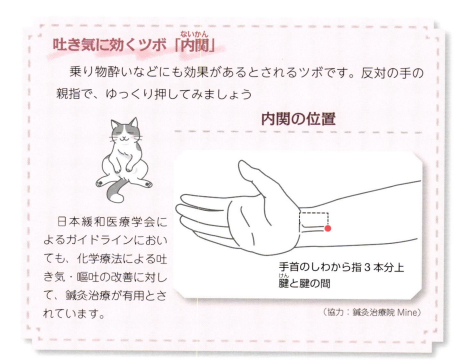

吐き気に効くツボ「内関（ないかん）」

　乗り物酔いなどにも効果があるとされるツボです。反対の手の親指で、ゆっくり押してみましょう

　日本緩和医療学会によるガイドラインにおいても、化学療法による吐き気・嘔吐の改善に対して、鍼灸治療が有用とされています。

内関の位置

手首のしわから指3本分上
腱（けん）と腱の間

（協力：鍼灸治療院 Mine）

放射線治療による副作用の例

放射線を当てた患部には、それぞれ次のような症状が生じます。

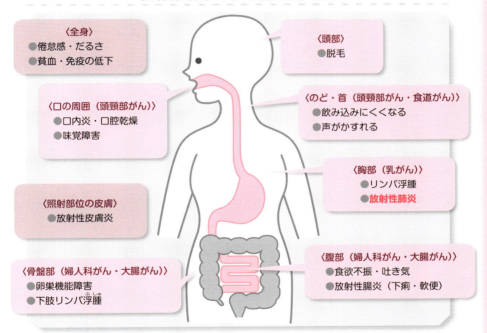

放射線治療による副作用の例

〈全身〉
- 倦怠感・だるさ
- 貧血・免疫の低下

〈頭部〉
- 脱毛

〈口の周囲（頭頸部がん）〉
- 口内炎・口腔乾燥
- 味覚障害

〈のど・首（頭頸部がん・食道がん）〉
- 飲み込みにくくなる
- 声がかすれる

〈照射部位の皮膚〉
- 放射性皮膚炎

〈胸部（乳がん）〉
- リンパ浮腫
- 放射性肺炎

〈骨盤部（婦人科がん・大腸がん）〉
- 卵巣機能障害
- 下肢リンパ浮腫

〈腹部（婦人科がん・大腸がん）〉
- 食欲不振・吐き気
- 放射性腸炎（下痢・軟便）

放射性肺炎は、治療後長期間たってから起こることがあります

　乳がん手術後など、胸部に放射線を照射した場合、治療後、長期間たってから、肺炎が起こることがあります。咳や微熱などの症状があるときは、できるだけ、放射線治療を受けた病院でみてもらいましょう。異なる病院に行く場合は、「放射線治療を受けた」ことを、しっかり伝えてください。

がん治療によって起こるさまざまな副作用（免疫力の低下）

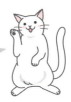

Q 化学療法中は、生ものを食べてはいけないのですか？

A 白血球が極端に少ないときは、避けましょう。

免疫力が低下するので、注意が必要

　化学療法中は、白血球の減少により、細菌などに対する免疫力が低下します。ちょっとした風邪が肺炎になることや、小さな傷が化膿することもあります。

　血液検査によって、「白血球が少ない」と言われているときには、手洗い、うがい、清潔を心がけましょう。なるべく、人込みを避けるようにします。皮膚に傷をつくらないように気をつけることも大切です。

好きなものを食べて気分転換するのもひとつの方法です

　化学療法中でも、白血球が極端に少ない状況でなければ、すべてを加熱食にする必要はありません。治療中、好きなものを食べることが、気分転換になることもあります。食欲がなくても、フルーツ類なら食べられそう、というときもあるかもしれません。生ものを食べてよい状態か医師、栄養士などに相談してみましょう。

48

がん治療によって起こるさまざまな副作用（出血）

Q 鼻血が出やすくなってしまったのですが？

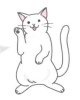

A 鼻血だけでなく、ケガや打撲にも注意が必要です。

血小板の減少で、出血しやすくなります

　化学療法により、骨髄（こつずい）機能が抑制されると、血小板が減少し、出血しやすく、血が止まりにくくなります。

　鼻血だけでなく、歯茎からの出血や、内出血も起こりやすくなります。鼻をかむとき、歯磨き、ちょっとした傷や打撲にも注意しましょう。

　出血したときは、出血部位をタオルやガーゼで圧迫し、氷などで冷却します。出血が止まらないときは、医師や看護師に連絡してください。

なんとなくだるい

　化学療法や、放射線治療中は、倦怠感（けんたい）や疲労感を強く感じることがあります。無理をしない程度に仕事や家事をして、活動と休養のバランスをとりましょう。

　脱水による倦怠感が出ることもあります。水分は多めにとるようにします。

第2章 治療に伴う副作用

がん治療によって起こるさまざまな副作用（口内炎）

Q 口内炎ができて痛いのですが、どうしたらいいでしょう？

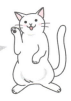

A 刺激の強い食品を避けましょう。

熱い食べ物などは冷ましてから食べます

だしがきいていると薄味でもおいしく感じることがあります。熱すぎるものは、冷ましてから食べましょう。

口内炎に優しい食品と刺激になる食品

優しい食品	水分が多く軟らかい食品 （お粥、お豆腐、アイス、ゼリーなど）
刺激になる食品	辛味や酸味の強い食品 （カレー、キムチ、酢の物、酸味のある果物など）
	炭酸飲料
	アルコール
	ざらざら固いもの（クラッカー、せんべいなど）

口の中を清潔に保つことも大切

歯磨きやうがいをこまめにしましょう。炎症がひどいときは、医師に伝えましょう。うがい薬や塗り薬、貼り薬を処方されることもあります。

がん治療によって起こるさまざまな副作用（味覚障害）

Q 口の中が、苦いような味がするのですが？

A 化学療法や放射線の影響で、味覚障害が起こることがあります。

味覚障害が起きます

味を感じなくなることや、苦みなどの特定の味だけ強く感じることがあります。治療終了後、少しずつ症状は改善していきますが、微妙な味の違いが感じにくくなることがあります。

味がしない、薄味に感じるときは、味にアクセントを

すっぱい、辛い、薬味を使うなど、味にアクセントをつけましょう。カップ麺など、濃い味の食品も食べてみてもよいかもしれません。

においに敏感になることもあります

薬剤により、嗅覚（きゅうかく）の細胞も刺激されます。治療前は好きだったアロマの香りすら、気持ち悪くなったという方もいらっしゃいます。食事については、特に、ごはんの炊けたにおいや、肉や魚の臭みが気になる方が多いようです。

がん治療によって起こるさまざまな副作用（便秘）

Q 便秘がつらいです。どうしたらいいでしょう？

A できるだけ水分をとり、適度な運動で、排便を促しましょう。

薬の影響を受けて腸の働きが弱くなります

　薬の影響で腸の働きが弱くなることがあります。吐き気止めの薬も便秘の原因になります。おなかが張るなどの症状が続くときは、医師に伝えましょう。便の硬さは、下剤（緩下剤）によって、ある程度調節できることもあります。酸化マグネシウム（カマ）がよく使用されます。担当医と相談しながら調整しましょう。

下痢が続くときもあります

　脱水症状にならないよう、スポーツドリンク類など水分補給を心がけましょう。

漢方薬「大建中湯（だいけんちゅうとう）」

　日本には、一般用医薬品として承認されている漢方製剤も多数あります。なかでも、大建中湯は、比較的よく使用される漢方薬です。腸の動きを促すことで、便秘の改善や、腸閉塞（イレウス）の予防に効果がある一方、下痢に対しては、腸の動きを抑え、正常に戻す働きもあるとされています。

がん治療によって起こるさまざまな副作用（やせてきた）

Q　やせてきて不安です。何かよい対処法がありますか？

A　栄養補助食品も利用してみましょう。

栄養補助食品でも工夫しだいで食べやすくなります

　高カロリーの栄養補助食品を利用することもできます。ドリンク、ゼリーなどさまざまなタイプがあります。

　味もさまざまですが、「おいしくない」と感じる場合には、凍らせることで、少しは食べやすくなることもあります。

　栄養士に相談してみましょう。薬局で相談できることもあります。

治療中「食べられない」ときの食事の工夫

　がん治療に用いる薬剤は、がん細胞だけでなく、胃や腸などの細胞にもダメージを与えてしまいます。消化吸収の能力が落ちれば、自然と「食欲が出ない」という状況になります。

　食べられない状態が続くと、病気が治らないような気持ちになり、気分が落ち込んでしまうこともあるかもしれません。治療中は、食べることが、治療や回復の実感につながることもあります。食べられないことで落ち込みそうなときは、とにかく、好きなもの、これなら食べられるかも、というものを食べてみましょう。

　栄養士がいる病院では、「食欲がないときの食事の工夫」を相談できることがあります。

がん治療によって起こるさまざまな副作用（しびれ）

Q 手足がしびれるような感じがします。どうしてでしょう？

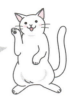

A 薬剤の種類によっては、手足にしびれが起こります。

末梢神経障害が起こります

　薬剤の種類によって、手足にしびれが起こります。指先の感覚が鈍くなり、手指がうまく動かせず、ボタン掛けなど、日常的な動作が難しくなることもあります。

起こりやすいとされる薬剤

パクリタキセル	ビンクリスチン
シスプラチン	カルボプラチン
オキサリプラチン	など

　手足の感覚が鈍くなっています。けがややけどに注意が必要です。特に、調理の際には注意しましょう。

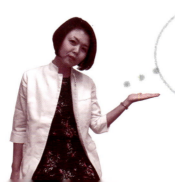

症状は、寒冷刺激で悪化します。しびれている部分をマッサージしたり温めたりすると、しびれが軽減することがあります。

がん治療によって起こるさまざまな副作用（発汗）

Q ホルモン療法を行っています。汗が止まりません。どうしてでしょう？

A ホルモン療法では、更年期のようなさまざまな症状が出ます。

更年期様の症状がつらいときは、医師に報告しましょう

乳がんや子宮体がんで、ホルモン療法を行うと、さまざまな更年期様の症状が現れることがあります。

- ホットフラッシュ（ほてり・のぼせ・発汗）
- 頭痛・肩こり
- イライラ
- 不眠
- 心理的に不安定な状態
- 関節のこわばり・痛み

症状がつらく、日常生活に支障が出る場合、不正出血など、婦人科症状があるときは、医師に報告しましょう。

> **あまりにも落ち込んでしまうとき**
>
> 　治療中は、気分がふさぎこみがちです。ホルモン療法では、更年期様症状のひとつとして、心理的に不安定になることもあるため、つらい気持ちがあっても、一時的な副作用とみなされてしまうかもしれません。
>
> 　ホルモン療法に関わらず、治療中、気持ちがあまりにもつらいときには、精神医学的な治療（薬剤やカウンセリング）の力を少し借りるだけで、心が楽になることもあります。担当医に相談してみましょう。心療内科や緩和ケア科で相談できることもあります。

治療中も適度にからだを動かしましょう ～ヨガ～

がん治療中の副作用には、薬剤等の処方だけでは、対処が難しいものもあります。ホルモン療法などによる更年期様の症状もそのひとつです。

日本緩和医療学会による「がんの補完代替療法クリニカル・エビデンス」では、がん治療中の症状に対するさまざまな療法（運動、鍼灸、マッサージ、アロマセラピーなど）の有用性について、それぞれ、これまでの研究成果がまとめられています。

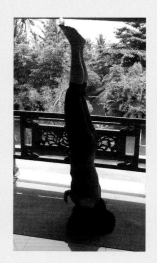

この最新版（2016年）では、あらたに「ヨガ」の項目が加わりました。これによると、ヨガは、乳がん患者さんの全般的なQOLを改善する可能性が示され、ホットフラッシュの改善も示唆されています。

運動療法については、がん患者さんの心理的、身体的両面に望ましい効果があることは広く知られています。ヨガに限らず、治療中も、適度にからだを動かすことは大切です。

緩和医療ガイドライン作成委員会がんの補完代替療法クリニカル・エビデンス（2016年版）
https://www.jspm.ne.jp/guidelines/cam/2016/index.php

第3章

見た目の変化とケア

がん治療で起こりうる見た目の変化

　がん治療によって、脱毛、肌の変化、手術あとなど、全身に、さまざまな見た目の変化が起こります。どのような変化が起こるかは、治療の内容によって異なり、すべてが起こるというわけではありません。また、個人差もあります。

　見た目の症状に対して、「これをやったら必ず予防できる」「これをやったら必ずよくなる」という**はっきりした証拠があるケアはほとんどありません。**

　しかし、カバーメイクなどの外見ケアによって、見た目の変化を目立たなくすることができます。

がん治療によって起こりうる症状

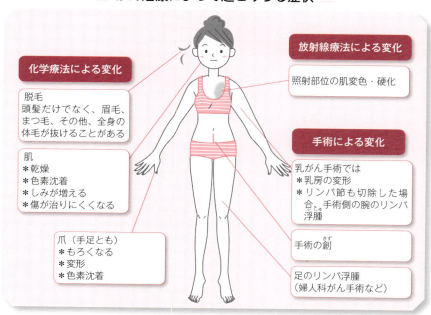

> **Q** 治療中は、特別なケアが必要ですか？

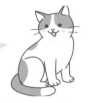

 A あまりこだわらず、できる範囲のケアを行いましょう。

ケアは無理のない範囲で

　治療中であるか、そうでないかにかかわらず、見た目への関心、時間や労力のかけ具合は、個人差が大きいものです。もともとあまりケアに関心のない方が、治療が始まったからといって、特別なケアを始めるのは大変なことです。

　治療中は、体調が優れない日もあるでしょう。手術の影響や化学療法の副作用などにより、思いどおりに手や指が動かせないこともあります。いつものケアすら負担と感じるかもしれません。

　治療による見た目の変化の受け止め方にも、あまり気にしない方、とにかく気になる方、自分は気にしなくても、お仕事などで「いかにも病人に見えるのは困る」という方もいらっしゃるでしょう。

　ご自身の状況に合わせて、無理のない範囲のケアを行いましょう。

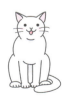

医療者の指示に従ったケアが必要な場合もあります

　分子標的薬を使用する場合、手術などによりリンパ浮腫の可能性がある場合には、医療者の指示に従い、きちんとケアを行いましょう。

医師・看護師の指示に応じたケアが必要	分子標的薬使用時のスキンケア・ネイルケア
	放射線治療時の、照射部位へのスキンケア
	リンパ浮腫へのケア
できる範囲でケアしましょう	上記以外のスキンケア・ネイルケア・ヘアケア
	※ UV ケアと保湿は、少しだけ頑張りましょう

　見た目を改善するためのケア（外見ケア）は、基本的には「美容」のカテゴリーに入ります。取り入れる、取り入れないは、ご自身の自由な選択となりますが、注意が必要なものもあります。

注意が必要なケア（外見ケア）

医療者の多くが賛成しないもの	ジェルネイル
	アートメイク
医療者が積極的には賛成しないもの	美白剤
	ケミカルピーリング
	パーマ・カラーリング（白髪染め含む）
	つけまつ毛

肌の変化とケア

第3章　見た目の変化とケア

Q 化学療法により、肌にどんな変化がありますか？

A 化学療法中は、顔、からだとも肌が乾燥しやすくなります。薬の種類によっては、肌が黒っぽくなることもあります。「しみが増えた」という方も多いです。

化学療法中の肌

　肌は、古い細胞が垢(あか)となってはがれ落ち、常に新しい細胞に入れ替わっています。薬剤による新陳代謝の乱れなどが起こると、肌は薄くなり、水分が失われて乾燥します。治療が終了すれば、肌のダメージも少しずつ回復します。

　しみが増えても、年齢のせいと思っている方も多いでしょう。実際、加齢によってもしみは増加します。担当医に相談しても、あまり親身になってもらえないかもしれません。しかし、「化学療法を始めてからしみが増えた」とおっしゃる患者さんは多いのです。

正常な肌と新陳代謝が乱れた肌

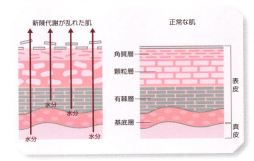

61

肌の変化とケア

 Q 化学療法中は、特別なスキンケアが必要ですか？

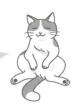

 A 治療中だからといって、新しく、治療前とは異なるケアを始める必要はありません。できそうなことを取り入れてください。

ちょっとだけ「丁寧に」

「ヒリヒリする」「カサカサする」などがなければ、治療前のスキンケアをそのまま続けても問題ありません。

ただし、化学療法中は、**肌が乾燥**しやすくなります。「これまでと同じケアでは刺激が強いかな」と感じるときには、これまでのケアを、少しだけ「丁寧に」行ってみましょう。

肌を大切に扱うイメージで、ポイントは、「肌に刺激を与えない」「肌を保湿する」の２点です。

> 皮膚症状が強く現れる一部の分子標的薬（p.72 参照）を使用する場合は、予防の段階から、医師の指示に従った特別なケアが必要です。

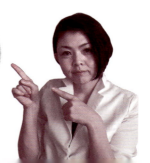

62

肌の変化とケア

Q 洗顔料・ボディソープなどは、今まで使っていたもので大丈夫ですか？

A お使いの製品でも大丈夫ですが、肌がヒリヒリするときは、「敏感肌用」「アトピー用」などに変えてみましょう。

第3章 見た目の変化とケア

洗い方にも気をつけて

洗顔・入浴の際には、次のようなことに気をつけましょう。

●**石けんや洗顔フォームはよく泡立ててから肌にのせる**
　泡立て用のネットや容器もあります。泡状ソープも便利です。
●**ゴシゴシこすらない**
　肌をなでるように洗います。ボディタオルやスポンジをやめ、手で洗うのもおすすめです。
●**十分にすすぎましょう**
　肌に残った洗浄成分も刺激になります。髪の生え際など、すすぎ残しが出やすい部分です。ただし、強すぎるシャワーは、水圧が肌への刺激になります。

🍀 刺激を感じる場合

　石けんやボディソープなどはお休みして、ぬるいお湯でそっと流すだけにしてみます。タオルドライも優しく、水分をタオルに含ませるようにして拭いましょう。

肌の変化とケア

Q　お風呂の温度はどのぐらいがいいですか？

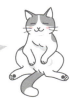

A　お湯はぬるめで入るのがいいでしょう。

熱いお湯も、肌には刺激

　肌のためには、お風呂の温度は 40 度前後、洗顔には 38 度前後がよいとも言われますが、これは、かなり「冷たい」と感じる温度です。ここまでではなくても、できる範囲で「ぬるめ」にしましょう。

洗顔・入浴後の保湿

　タオルは、ゴシゴシこすらず、押し当てるようにして水分を拭います。
　乾燥が気になるときは、タオルドライの後、なるべく早く、化粧水やボディローションを使用しましょう。化学療法中は、からだも乾燥しやすくなっています。

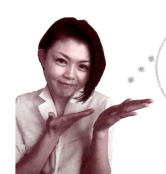

市販の保湿剤を使うなら、スクワランやセラミドが含まれているものがおすすめです。
特にカサカサになりやすい足の裏は、しっかり保湿したいところですが、たっぷり塗りすぎて、滑って転ばないように注意が必要です。

肌の変化とケア

Q 化学療法中は、肌が乾燥しやすい気がします。いつもの化粧水や乳液でいいですか？

A お使いの製品で大丈夫ですが、乾燥するときは、少し丁寧に使ってみましょう。

保湿をちょっとだけ頑張りましょう

化学療法中は、顔、からだとも、肌が乾燥しやすくなります。少しだけ、保湿を頑張ってみましょう。

化粧水や乳液などは、

❶ 手のひらに出し、
❷ 両手で少し温めてから、
❸ ゆっくりと顔全体に押し当てるようになじませます。

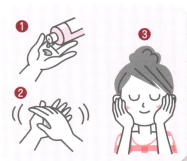

それでも乾燥するときは、「乾燥肌用」の製品に変えてみます。

乾燥がひどいときは、担当医に伝えましょう。保湿剤（ヒルドイドなど）が処方されることがあります。

東大病院患者サロン「治療中のスキンケア」（担当：竹内裕美・小澤奈知子）より

肌の変化とケア

Q 傷や虫刺されは、治りにくくなりますか？

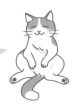

A 治療前よりは治りにくくなります。刃物には十分注意し、庭仕事には手袋を着用してください。

治療中は皮膚のバリア機能が低下します

　化学療法中の肌は、薬剤の作用により、薄く、乾燥しやすくなっています。細菌に対するバリア機能も低下しているため、傷つきやすく、感染しやすくなります。

治療中は、ケアの余裕もなくなりがち…

　外見ケア外来では、「久しぶりに鏡を見た」という患者さんもいらっしゃいます。そういう方では、肌が非常に乾燥されていることが多いです。薬剤による乾燥だけでなく、治療中は、ケアの余裕も少なくなってしまうのかもしれません。

肌の変化とケア

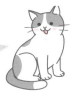

Q 化学療法中、肌が黒っぽくなりました。しみも増えた気がします。

A 薬剤の種類によっては、肌が黒っぽくなることがあります。「しみが増えた」という方も多いです。

化学療法による肌の黒ずみ・しみの増加

「抗がん作用のある薬剤により、皮膚のメラノサイト（色素を作る細胞）が刺激を受けて起こる」とも言われていますが、正確なメカニズムは、実はまだわかっていません。

色素沈着を起こしやすいとされる薬剤（代表例）

内　服	点　滴
テガフール・ギメラシル・オテラシルカリウム配合剤（TS-1）	フルオロウラシル（5-FU）
カペシタビン（ゼローダ）	メトトレキサート
マブリン散	ブレオマイシン（ブレオ）
	パクリタキセル（タキソール）
	ドセタキセル（タキソテール）
	ドキソルビシン（アドリアシン）
	エトポシド（ラステット・ベプシド）
	シクロホスファミド（エンドキサン）
	シスプラチン（ランダ・ブリプラチン）

＊（　）内は商品名

肌の変化とケア

Q 化学療法による肌の黒ずみは予防できますか？

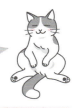

A はっきりと効果が示された予防法はほとんどありませんが、UVケアは必要です。

化学療法による色素沈着に対する「美白」？

　抗がん作用のある薬剤により、色素沈着が起こるメカニズムは、実はまだ詳しくわかっていません。一般的な日焼けとは異なるという説もあります。

　そのため、いわゆる「美白」に効果があるとされるビタミンC*1、トラネキサム酸*2 やハイドロキノン*3 などが、化学療法による色素沈着に対しても効果があるかはわかっていません。

　ケミカルピーリング（化学的角質剥離(はくり)療法）などは、がん治療中の肌には、強い刺激になるので、注意が必要です。

*1 **ビタミンC**	：水溶性ビタミン。メラニン色素生成の抑制作用がある
*2 **トラネキサム酸**	：人工合成されたアミノ酸
*3 **ハイドロキノン**	：しみの原因であるメラニン色素の産生を抑え、メラニン色素をつくる細胞であるメラノサイトを減少させる働きがある成分

肌の変化とケア

> **Q** 肌の黒ずみを目立たなくできますか？

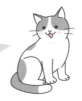

> **A** カバーメイクを試してみましょう。

カバー用クリームで黒ずみをカバーできます

　カバーメイクは、見た目の気になる部分に、カバー効果の高い肌色のクリームを塗ることで、気になる部位を目立たなくする方法です。

　根本的な治療ではありませんが、痣（あざ）などを隠すためのメイク法として、以前より使われてきました。

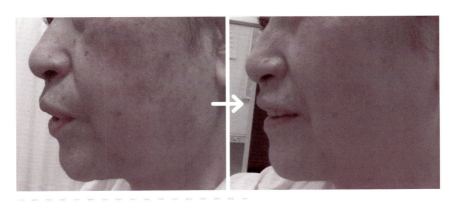

顔のカバーメイクの例
化学療法によりしみが増えた方のカバーメイク

69

肌の変化とケア

 治療中のUVケアはどのようにすればいいですか？

 肌に、紫外線がなるべく当たらないようにします。

治療中でも、治療中でもなくても、UVケアは重要です

❶ **無用な紫外線暴露を避ける**：必要以上に、屋外で過ごすのは避けます。
❷ **紫外線の遮断（しゃだん）**：日傘、広いつば付き帽子、長袖、長ズボン、ストールなどにより、皮膚に当たる紫外線をできるだけ減らします。
❸ **日焼け止め**：遮断しきれない紫外線に対して、肌に日焼け止め（サンスクリーン剤）を塗ります。

🍀 日焼け止めの選び方

　パッケージを見て、「紫外線散乱剤タイプ」を選びましょう（×紫外線吸収剤タイプ）。SPF値が高いものは、肌の乾燥や、肌荒れを起こしやすいこともあります。肌に負担にならない範囲で選びましょう。

　塗る量が少ないと十分な効果が得られません。確実な効果を期待するには、パッケージに記載された量を使い、3時間に1回くらいの塗り替えが必要とされます。耳たぶ、胸、首、手の甲なども忘れずに塗りましょう。

　落ちにくいタイプのものは、専用のクレンジングが必要なこともあります。日焼け止めを落とすときのことまで考えて選びましょう。

（参考：公益社団法人日本皮膚科学会HP）

肌の変化とケア

Q 治療が終われば、肌はもとに戻りますか？

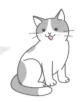

A 回復までに、時間がかかることがあります。

回復の程度、期間は個人によりさまざまです

　化学療法が終了すれば、肌の色素沈着、しみや乾燥などは、少しずつ改善してきますが、「どれくらいの期間で回復する」かは、はっきり調べられていません。

　化学療法の内容や期間、もとの肌の状態によっても、回復の状況は大きく異なります。肌変化が出やすい薬剤を長期間使用した場合には、色素沈着、しみなどが長く残ることもあります。

人によって回復までにかかる時間はさまざまです。治療中にも、「加齢による変化」も進んでいます。ゆっくりケアしていきましょう。

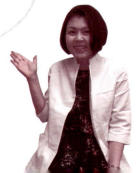

分子標的薬による肌・爪の変化

副作用が現れた場合は、担当医に症状を伝えましょう

分子標的薬を使用する場合、にきびのような肌荒れ（ざ瘡様皮疹）など、ほかの薬剤とは異なる皮膚症状が現れることがあります。

いわゆる「にきび」とは異なるので、市販の塗り薬では改善は期待できません。

副作用の出方によって、薬の効果を予測することや、薬剤量の調整を行うことがあります。担当医にきちんと症状を伝えることと、医師や看護師の指示に従ったケアを行うことが必要です。

分子標的薬による肌・爪の症状には、それぞれの薬剤に応じた医学的な予防法、ケア方法（内服、塗り薬）が推奨されています。

肌や爪の症状が出やすい分子標的薬のグループと対処

EGFR阻害薬グループの場合

EGFR阻害薬グループ

薬剤名	対象
アファチニブ（ジオトリフ）	肺がん
エルロチニブ（タルセバ）	肺がん、すい臓がん
ゲフィチニブ（イレッサ）	肺がん
セツキシマブ（アービタックス）	大腸がん、頭頸部がん
パニツムマブ（ベクティビックス）	大腸がん
ラパチニブ（タイケルブ）	乳がん

＊（　）内は商品名

にきび様の発疹、爪囲炎などが起こりますが、**これらの症状が出るほうが、薬が効く可能性が高いことがわかっています**。肌や爪の症状をコントロールしながら、治療を継続することを目指します。処方される保湿剤（ヒルドイドなど）や、ステロイド剤をきちんと使用しましょう。

＊ステロイド剤は、使用に抵抗のある方も多いですが、しっかり使うことで、短期間で症状を改善できます。

マルチキナーゼ阻害薬グループの場合

マルチキナーゼ阻害薬グループ

薬剤名	対象
ソラフェニブ（ネクサバール）	腎細胞がん、肝細胞がん
スニチニブ（スーテント）	腎細胞がん
レゴラフェニブ（スチバーガ）	大腸がん

＊（　）内は商品名

手足症候群（手足が赤くなって腫れる）が起こりやすくなります。**この症状は薬の効き目とは関係ありません**。症状がひどいときは、薬の量を調整（場合によって一時的にお休み）する必要があります。治療を長期間続けていくためにも、薬剤量の調節は重要です。症状は、必ず担当医に報告します。

いずれの薬剤でも、スキンケアが重要です

分子標的薬を使用する期間は、肌や爪のケアも治療の一環と考えて行いましょう。

参考：「もっと知ってほしいがんの分子標的薬のこと」 NPO法人キャンサーネットジャパン

ざ瘡様皮疹

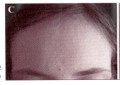

Acneiform eruption induced by ethosuximide
24-1, 2014 European Journal of Dermatology

分子標的薬による肌・爪変化

Q ざ瘡様皮疹に、ファンデーションを塗っても大丈夫でしょうか？

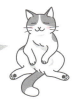

A 念のため、担当医に確認しましょう。

使用するなら、必要なときだけ

　お手持ちのファンデーションで大丈夫ですが、皮疹をしっかり隠したいときには、クリームタイプのファンデーションや、カバーメイク用のファンデーションを使用します。

　肌への負担や刺激が気になるときには、カバー効果は高くありませんが、ミネラルファンデーションや、パウダーだけの使用も一案です。

　お仕事やお出かけなど、必要なときだけ使用し、帰宅後は丁寧にクレンジングしましょう。

ファンデーションを試してみるときは

　ほんの少しだけ塗ってみて、かゆみや赤みが出ないかを確認してみましょう。皮膚に変化が出た場合には、すぐに落とします。

　「ちょっと塗ってみたが問題なかった」ことを伝えれば、担当医も判断しやすくなるかもしれません。

塗り薬や保湿剤が処方されている場合

ワセリンや軟膏(なんこう)など、ベタベタする外用薬は、カバー用ファンデーションとの相性が悪い（ファンデがのらない）ので、メイクしない時間帯に使用します。

外用剤とカバーメイクの使用タイミングの例

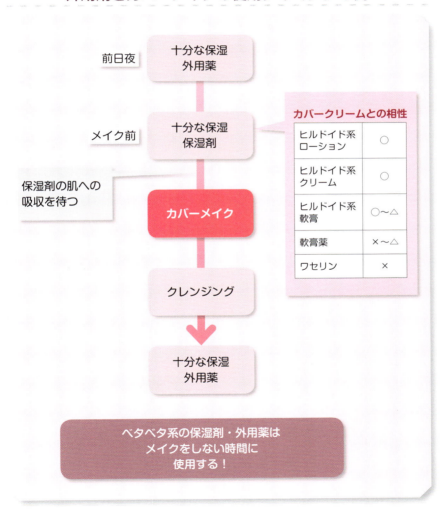

カバークリームとの相性	
ヒルドイド系ローション	○
ヒルドイド系クリーム	○
ヒルドイド系軟膏	○〜△
軟膏薬	×〜△
ワセリン	×

前日夜：十分な保湿 外用薬

メイク前：十分な保湿 保湿剤

保湿剤の肌への吸収を待つ

カバーメイク

クレンジング

十分な保湿 外用薬

ベタベタ系の保湿剤・外用薬はメイクをしない時間に使用する！

分子標的薬による肌・爪変化

Q 手足症候群の症状が出ています。どのように保護すればいいですか？

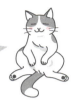

A 手足の圧迫や負担を減らします。

手足を保護するポイント

　手足症候群だけでなく、爪囲炎（そういえん）の予防や改善にも、手足への負担を減らすことが大切です。ハイヒールやきつい靴を避けてゆったりした靴と靴下を着用します。立ち仕事や歩行はなるべく減らしましょう。
　手袋、包帯などで保護するときは、きつく締め付けないようにします。

治療中の靴選び

　手足症候群だけでなく、薬剤による末梢神経障害で足にしびれがあるときなど、治療中は、ゆったりとした靴が必要なことも多くあります。足のリンパ浮腫（ふしゅ）用に、左右サイズ違いで購入できる製品もあります。

　しかし、機能とファッション性が両立している靴は、多くはない状況です。

締め付けの少ない靴。もとはリハビリ用なので、足の負担が少ない

放射線治療中のケア

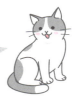

Q 放射線治療をすると、肌にどんな変化がありますか？

A 治療中は、軽いやけどのような状態になります。

放射線皮膚炎が起こります

　放射線が当たった部位の皮膚は、軽いやけどをしたような状態になり、皮膚の乾燥やかゆみ、ヒリヒリ感、熱感、赤みなどが起こることがあります。照射部分が、日光に当たらないようにしましょう。

　通常は、照射終了後2週間から1カ月程度で、ほぼ治療前の状態に戻ります。

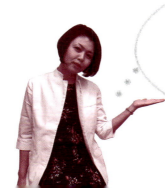

放射線皮膚炎の治療には、放射線に関する専門的知識が必要です。皮膚の赤みや、ヒリヒリ感の程度は、放射線治療の担当医に伝えましょう。軟膏(なんこう)などの処方が必要なことがあります。

放射線治療中のケア

Q 放射線を照射している部分がヒリヒリします。どのように対処すればいいですか？

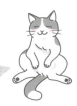

A 照射部位は、優しく扱いましょう。

刺激しないように注意しましょう

擦(こす)ったり、かいたりしないようにしましょう。入浴のときは、お湯はぬるめにして、ゴシゴシ洗わないようにします（p.63〜64 参照）。

肌への刺激が少ない、柔らかい衣類を選びます。乳がん温存術後の放射線治療の場合、専用の下着も複数販売されています。

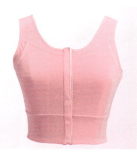

◀放射線治療用下着の例
肌当たりの少ない縫製、
軟膏(なんこう)などが付いても落ちやすい特殊素材
（写真提供：東レ・メディカル）

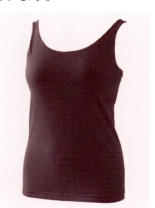

肌に優しい下着の例▶
綿素材・縫い目が肌に当たらない・
伸縮性がよく、締め付けない
（写真提供：KEA工房）

放射線治療中のケア

> **Q** 放射線治療のあとは残りますか？

 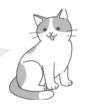

  放射線を照射した部位の皮膚が硬くなったり、黒っぽくなったりすることがあります。

黒ずみやカサカサの回復には、時間がかかることもあります

　皮膚の赤みは2週間から1カ月程度でほとんど改善しますが、黒ずみやカサカサなどが回復するには、1年から2年かかることが多くあります。乾燥などの症状は、さらに長く残る場合もあります。
　照射部位は、治療終了後も、丁寧なスキンケアを心がけましょう。
　肌色の変化が気になるときは、カバーメイクも利用できます（p.80～83参照）。

> カバーメイクは、放射線治療が終了して、肌のヒリヒリ感が落ち着いてから利用するようにしましょう。

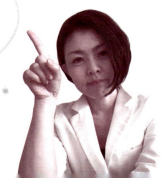

第3章 見た目の変化とケア

手術後のケア

Q 手術の創(きず)が気になります。からだにもカバーメイクはできますか？

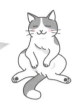

A からだ用のカバー用クリームがあります。濡れても落ちにくい製品を使えば、温泉やプールも楽しめます。

カバー用クリームで創あとをカバー

からだ用のカバー用クリームを塗れば、手術の創をかなり目立たなくすることができます。

足の創あとのカバー

素足のファッションを楽しみたいときは、きっちりと目立たなくカバーします。逆に、ストッキングを履く場合であれば、少量のクリームをさっと塗るだけでも十分です。生活の必要に応じたメイクを行います。

首の手術あとのカバー

甲状腺の手術あとなど、首の創は目立ちやすく、悩まれる方が多いです。冬は、タートルネックや、スカーフなどで隠すことができますが、襟の開いた服を着用したい場合などは、カバーメイクが役立ちます。

足に創がある方のカバーメイク例
足の創（左）に、カバー用クリームを塗布したところ（右）

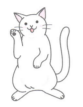
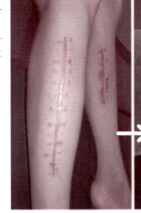
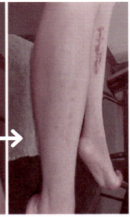

首の手術あとのある方のカバーメイク例
甲状腺切除術のあと（左）に、カバー用クリームを塗布したところ（右）

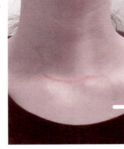
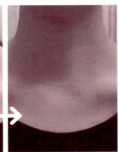

❁ 胸、おなかなどをカバーするには

普段は見えない部分ですが、温泉など、必要なときにだけカバーメイクを利用することができます。

手術の創だけでなく、点滴のあとや、放射線治療による肌色変化などもカバーできます。

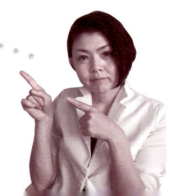

第3章 見た目の変化とケア

81

カバーメイク用ファンデーションについて

　メイクに使う材料は、ネットで"カバーメイク"と検索すると、いろいろなものが出てきます。いずれも高価なものではありません。
　治療用品ではなく、あくまで化粧用品なので、自分に合う色、香り、パッケージや価格など、お好みで選んでもかまいません。
　治療中で体力が落ちているときや、薬剤の副作用による手指のしびれなどがあるときは、「簡単・使いやすい」ものがよいでしょう。

カバーメイク用製品の例

　代表的なものとしては、資生堂パーフェクトカバー／GRAFA(グラファ)／マーシュフィールド　などがあります。
　ほかにも、多くのカバー用化粧品があります。実際にメイクを体験できるサロンを開き、カウンセリングサービスなどを行うメーカーもあります。

簡単に使えるカバークリーム

　チューブから指に取って塗るだけで、気になる部分をすぐに隠せるタイプもあります。

耐水性のカバークリーム

　クリームを塗った上に水をスプレーしても落ちません。クレンジングオイルで落とします。温泉やプールも楽しめます。

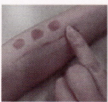
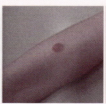
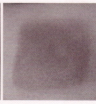

簡単に使えるカバークリーム　　　　　　耐水性があるカバークリーム

◊◊ 安全性

「水に強いクリーム」というと、安全性が気になるかもしれません。カバーメイク用の化粧品類は、状態があまりよくない肌に使うことを想定し、刺激の少ない処方のものが多くなっています。

がん治療中や、治療後は、「日焼けしないように」と指導されていることが多いはずです。日焼け止めクリームを塗っても問題ない肌であれば、カバー用クリームを試すことはできます。カバー用クリーム自体に、日焼け止め効果が含まれているものもあります。

＊絶対に安全というわけではない

どんな製品にも、アレルギーが起こるリスクはあります。治療中は、体調の変化によって、「いつもは大丈夫なのに、突然、アレルギーが出た」ということも起こります。少しでもかゆみや赤みが出たときには、すぐにクリームを落とし、しばらく使用をお休みします。

かゆみや赤みがひどいときには、皮膚科を受診しましょう。がん治療中であることも伝えます。

普通の化粧品でもOK

顔の色素沈着や、しみのカバーであれば、特別に「カバーメイク用」とされている製品でなくても、クリームタイプのファンデーション、コンシーラーで、十分に対応できることもあります。

全体にファンデーションを使ったあと、気になる部分に、指で重ね付けします。「塗る」というよりは、「置いていく」ようにして、ファンデーションの層を作りましょう。

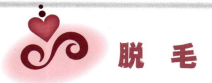

脱 毛

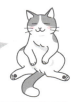

Q 化学療法をすると必ず脱毛しますか？

A 脱毛を起こさない薬剤もあります。

脱毛の程度は、薬によっても、個人によってもさまざま

　化学療法と聞くと、いちばん心配になるのが「脱毛」です。担当医から、「抗がん剤を使います」と聞いただけで、ウィッグを購入される方もいらっしゃるほどです。

　実際は、使用する薬剤の種類、組み合わせ方、使う量や期間などによっても、脱毛の程度は大きく変わります。

　年齢や、もとの髪の量などによる個人差も大きく、同じ薬剤の治療を行っても、脱毛が目立つ方、目立たない方がいます。

　「抗がん剤＝脱毛」とあせらず、担当医や看護師に「この治療法では、どれくらい脱毛するのか？」を確認するのもいいでしょう。

　脱毛をどうしても避けたい場合、「なるべく脱毛しない薬剤は選択できないか」を、担当医に相談する方もいらっしゃいます。

抗がん剤の脱毛頻度（単独で使用した場合）

脱毛頻度	薬剤名
90%以上	パクリタキセル（タキソール）
90%以上	ドセタキセル（タキソテール）
50〜90%	ドキソルビシン（アドリアシン）
50〜90%	シクロホスファミド（エンドキサン）
10〜50%	シスプラチン（ランダ・ブリプラチン）
10〜50%	カルボプラチン（パラプラチン）
10%未満	ゲムシタビン（ジェムザール）
10%未満	テガフール・ギメラシル・オテラシルカリウム配合剤（TS-1）
10%未満	フルオロウラシル（5-FU）
10%未満	タモキシフェン（ノルバデックス）
10%未満	アナストロゾール（アリミデックス）

＊（　）内は商品名
『外科医が知っておくべき がん薬物療法の副作用とその対策』（改変）臨床外科 70 巻 5 号より作成

治療中、普通の美容室に行きづらいとき

　ウィッグメーカーのサロンでも、自毛のカットやケアを行ってもらえます。その会社の製品を購入していなくても、対応してもらえることもあるので、問い合わせをしてみましょう。

　一般の美容室でも、ウィッグを扱う、個室を備えるなど、治療中の方へのケアに力を入れているところもあります。

［例］NPO法人ヘアエピテーゼ協会加盟サロン
　　　　　https://www.hair-epithese.com/support/list.html
　　　VISAGE（ヴィサージュ）グループ　http://visage.co.jp/
　ほかにも、治療中の方のヘアケアを行うサロンは多くあります。

第3章　見た目の変化とケア

脱毛

Q 脱毛はいつごろから起きますか？

A 化学療法開始から2〜3週間で髪が抜け始めます。

脱毛が回復すれば、おおよそもとの髪質に戻ります

　化学療法終了後、約3カ月で発毛に向かいますが、全体の髪が生えそろうには、半年〜1年ぐらいかかります。後頭部や前髪に比べると、頭頂部は回復が遅れることが多いです。

　くせ毛、白髪などが生えてくることもあります。頭皮の状態が回復すれば、おおよそもとの髪質に戻りますが、「髪のコシが戻らない」、「白髪が増えた」という方もいらっしゃいます。治療中に、「加齢による変化が少し急ぎ足で進んだ」状態です。回復するまでの期間も、治療の内容により異なります。個人差も多くあります。

脱毛〜回復までの経過

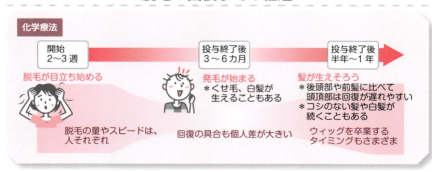

脱毛

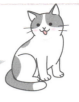

Q 化学療法開始前に、髪を切ったほうがいいですか？

 A あせって切らないほうがいいこともあります。

髪を切ることのメリット・デメリット

カットした場合	「たくさん抜けた」という印象によるつらさが軽減できます（特にロングヘア）
	抜けた毛髪の片付けが楽になります。
カットしない場合	ある程度の長さがあると、「髪が減った」という印象が出にくいこともあります
	帽子をかぶるとき、襟足やもみあげの毛が残っていれば自然に見えます

「ウィッグ」と知られたくない場合は、購入予定のウィッグと髪形を合わせておくことで、自然にウィッグに移行しやすくなります。

ヘアキャップ（使い捨て紙製帽子）

抜けた髪の落下や、寝具等への付着を防ぐことができます。調理中や寝るときに便利です。そのまま捨てられるので、抜けた毛髪を見ずにすみます。

ウィッグメーカーなどから、1枚50円程度で販売されています。

第3章 見た目の変化とケア

脱毛

 放射線治療でも脱毛しますか？

 頭部に照射するときは、脱毛の可能性があります。

治療が終われば、多くの場合、髪は生えてきます

　頭部への放射線照射では、髪の毛の根元にある細胞が影響を受け、脱毛が起こったり、頭皮が荒れたりすることがあります。治療が終われば、多くの場合、髪は再び生えてきます。脱毛の起こる時期や生えてくる時期をあらかじめ聞いておくとよいでしょう。

　髪の毛が抜けている間は、ウィッグや帽子などを利用しましょう。

　照射した放射線の量などによっては、治療後も、もとどおりの髪に戻らないこともあります。

ウィッグメーカーの訪問サービス

　「ウィッグが急に必要になったとき、副作用で外出できなかったらどうしよう」という不安があるかもしれません。そんなときには、病室や自宅への訪問サービスが利用できます。ウィッグメーカーのカタログや、ホームページに、連絡先が書かれています。希望の価格やスタイルなどを伝えれば、いくつか見本を持ってきてもらえます。このサービスを利用したからといって、必ず購入する必要はありません。納得のいく製品を探しましょう。

脱毛

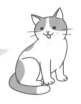

Q 脱毛中は、シャンプーしないほうがいいですか？

A 頭皮を清潔に保つため、脱毛中も適度にシャンプーを行いましょう。

毛量が少なくても、頭皮は汚れます

　脱毛しているときはシャンプーの必要はない、と感じるかもしれませんが、髪の量が少ないときでも、頭皮は皮脂などで汚れます。
　シャンプーの最中に抜ける毛髪は、すでに"抜ける時期が来ている"髪の毛です。シャンプーのせいで脱毛が進む、ということはありません。

シャンプーのしかた

❶ **やさしくブラッシング**

❷ **髪の毛をぬるま湯でよく流す**
　ここで、汚れの大半を落とします。

❸ **シャンプー剤をよく泡立ててから、頭皮を優しく洗う**
　髪の毛よりも、地肌を洗います。

❹ **十分にすすぐ**
　残ったシャンプー剤は刺激の原因となります。

脱毛

Q 脱毛しているときは、どんなシャンプーを使えばいいのですか？

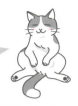

A いつもと同じでも大丈夫ですが、頭皮がヒリヒリする、などの症状があれば、刺激の少ないシャンプーに変えてみます。

化学療法中の頭皮

毛根だけでなく、頭皮の細胞もダメージを受けています。脱毛していなくても、ピリピリ、ヒリヒリなど、頭皮にかゆみや違和感が出ることがあります。頭皮も肌の一部です。症状があるときは、優しくケアしましょう。

シャンプーの種類

種類	洗浄力	肌への刺激	おススメ度	特徴
高級アルコール系	強い	強い	△〜×	ドラッグストア製品のほとんど
アミノ酸系	あり	優しい	◎	成分に「ラウロイル…」「ココオイル…」などを含む
				美容室などで販売
石けん系	あり	優しい	◎〜○	慣れるまでギシギシ感あり
オーガニック系	あり	優しい	△	アレルギーが起こることもある
				食物アレルギーの人は注意

※ウィッグ会社などから、脱毛時専用シャンプーも販売されています。

美容師 Key さんのアドバイス

コンディショナーは使ったほうがいいですか？

髪の毛のためのものなので、毛量が少ないときは使わなくてもOKです。使うときは、すすぎを十分に行ってください。毛穴に残るとにおいの原因になります。

ドライヤーを使っても大丈夫？

使用して問題ありません。頭皮の雑菌繁殖を防ぐために、髪を乾かすことは必要なので、タオルドライが面倒という方には、ドライヤーは、むしろおすすめすることもあります！

ただ、脱毛しているときは、髪の量が減っているだけでなく、地肌も乾燥しています。やけどしやすくなるので、熱風の当てすぎには注意です。

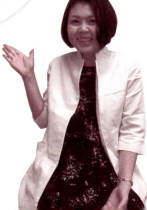

Keyさんは、毛髪にお悩みのある方へのアドバイスや、ウィッグのカットも行う美容師さん。脱毛症や、がん治療中の方も多く担当されています。

第3章 見た目の変化とケア

脱毛

Q 脱毛は予防できないのですか？

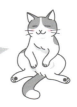

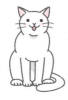

A 「絶対に効果がある」という予防法は、ほとんどありません。

日本で認められた医薬品・医療機器はありません

現在、日本では、脱毛の予防に対して科学的に根拠があると認められた医薬品、医療機器はありません。

脱毛予防に効果が期待されている製品

- **αリポ酸誘導体を含む頭皮ローション**

  αリポ酸の抗酸化作用が、化学療法による脱毛を予防する可能性があるとされます。

- **クーリングキャップ（頭皮冷却システム）**

  抗がん剤点滴中に頭皮を冷却することで、頭皮への血流を減少（頭皮をめぐる薬剤量も減少）→脱毛の予防につながる、という考えです。

  全員に効果があるわけではありませんが、アメリカでは、医療機器として承認されています。日本では承認されていませんが、東洋人の頭の形に合わせた製品も開発中です。

脱毛

Q 脱毛中にパーマやカラーリングをしても大丈夫ですか？

A 頭皮への刺激が強いため、（脱毛していなくても）治療中は避けたほうがよいとされています。

どうしても必要な場合には、医師、美容師とよく相談しましょう

　化学療法終了後、一時的に白髪やくせ毛になることがあります。特にカラーリング（白髪染め）は、生活上、必要な場合もあるでしょう。

　美容師による団体（日本ヘアカラー工業会）によれば、カラーリングの一般的な再開の目安は、化学療法終了から1年後とされています。どうしてもという場合には、医師、美容師とよく相談したうえで、最終的には自身の責任で行うことになります。

　頭皮に薬剤を直接付けない塗り方や、分け目などの目立つ部分を中心に染める、などの技術を持つ美容師もいますが、実際は薬剤によるダメージが回復するまでは、うまく染まらないことや、きれいにパーマがかからないこともあります。

市販のヘアカラー	セルフで行っても染まりやすいよう、強い薬剤成分が含まれていることがあります
植物性ヘアカラー	「ヘナ」という植物を原料としたヘアカラー剤があります（ネットなどで購入可能）。一般的なカラー剤に比べれば、刺激は少ないですが、植物由来のため、アレルギーに注意が必要です。独特のにおいもあります。化学染料が一部含まれていることもあります

脱毛

Q 発毛剤や育毛剤、頭皮マッサージなどは効果がありますか？

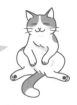

A 一般的な育毛剤は、治療中には効果が期待できません。

使用するなら、治療終了後がよいでしょう

　頭皮の血行がよくなることで、薬剤が頭皮に集まり、かえって脱毛がひどくなる可能性もあると言われます。化学療法終了後では、発毛の促進が期待できます。

各地での外見ケア活動

北海道医療美容研究会「医美Labo北海道」

　ピアナース（ご自身もがんを経験された看護師さん）を中心に、がん経験者の方々、医療関係者、美容関係者が集まって、治療中の見た目への変化に悩む方々へのサポート活動に取り組まれています。

「北海道医療×美容マップ」

　治療中の見た目のお悩みに対応できる、札幌近辺の美容室やサロンが一覧できます。

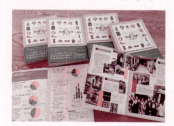

http://www.zaitakuiryo-yuumizaidan.com/data/file/data2_20151006015953.pdf

脱毛

Q ウィッグは高価ですか？

A 製品によってさまざまです。

価格は、数千円から数十万円と幅があります

使用する毛の素材、ウィッグの作られ方などにより、数千円から数十万円と大きく幅があります。

ウィッグの価格の目安

特徴		おおよその価格					
		1万	3万	5万	10万	20万
人工毛	＊気軽 ＊白髪もできる ＊静電気や毛羽立ちがでやすい	既製品			
			セミオーダー			
人毛	＊自然 ＊手入れがしやすい			既製品		
				セミオーダー		
ミックス	＊セットしやすい ＊人毛の混合率はさまざま		既製品			
				セミオーダー		

※価格はあくまで目安です。

セミオーダータイプは、購入後、好みに合わせてカットします。カット代が別料金になっていることもあります。

既製品は、あらかじめカットされ、スタイルができ上がっていますが、カットやセットをしてもらえることもあります。美容室やサロンに尋ねてみましょう。

最近は、気軽に使える1万円台の既製品も増えてきました。

脱毛

Q ウィッグの選び方がわかりません。どのように選べばいいですか？

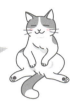

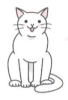

 自分にとって、何が大切かが重要です。

希望をメーカーの方に伝えましょう

自分がウィッグを使用する際に、何を重視するかで選び方は変わってきます。

ナチュラルに見えたい	人毛タイプ（または、人毛の比率が多いミックスタイプ）。毛量が少なめのもの。つむじや分け目部分が自然に見えるかもチェックしましょう
手入れが楽なものがいい	スタイルが崩れにくいミックスタイプ
蒸れるのはイヤ	裏地がメッシュや清涼素材、毛量も少なめのもの
締め付けられたくない	裏地がオーガニックコットンなどの優しい素材

ヘアスタイルは、カットやカールなどで、ある程度調整できます。かぶり心地も重視して試着しましょう。

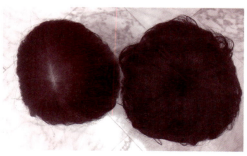

左のウィッグは、分け目が自然に見えるように作られているのがわかります

脱毛

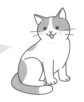

Q 治療中は、「医療用ウィッグ」がいいのですか？

A 「医療用」とされている製品と、一般の製品（「おしゃれ用」）との間に、厳密な差はありません。

「医療用」という言葉にこだわらなくても

　「医療用」とされている製品には、"頭皮に優しい"など、治療中の方に向けた工夫がされていることもありますが、特に「医療用」とうたわれていない製品、安価で気軽な「おしゃれ用」製品にも、十分によいものがあります。

　「医療用」という言葉にこだわりすぎず、自身に合うものを選びましょう。

レンタルウィッグ

　レンタル代金は、初期費用（1万円～2万円）＋1日250円程度です。目安として、1年以上使用する場合には、購入したほうが安くなります。しっかりと確認しましょう。

　普段、ウィッグを使用しない方も、結婚式などのイベントや、免許更新などの日だけ借りることもできます。

脱毛

Q ウィッグを上手に使いたいのですが、どうしたらいいですか？

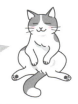

A 市販のウィッグは毛量が多くできています。ボリュームがありすぎると、不自然に見えがちです。美容室や販売店で調整してもらうのもいいでしょう。

ぴったりの位置を探しましょう

少し後ろぎみにかぶり、もみあげ部分は耳の前にぴったり沿わせます。ショートでは、襟足の毛が首から浮かないようにします。

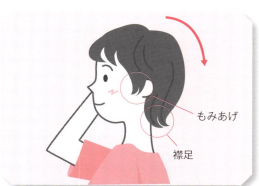

ウィッグをつけるときのチェックポイント

自分の髪のように遊ばせることもできます

　分け目を変えてみる、耳にかけてみるなどしてみましょう。髪がぺったりしていると、ウィッグっぽい印象になりがちです。手ぐしやブラシで、ふわっとさせてみる、くしゃくしゃっとさせてみる、なども試してみましょう。

　人毛、あるいは、熱耐性の人工毛を使用しているウィッグでは、ドライヤーやコテによるカールも可能です。

いろいろできる、ウィッグのバリエーションの例

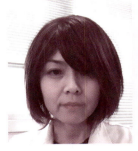

ばさっとかぶっただけです

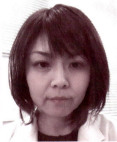

少し後ろにずらしてみました

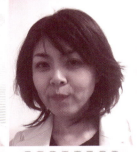

手ぐしでかきあげてみました

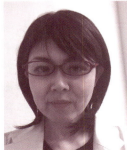

メガネをかけてみました

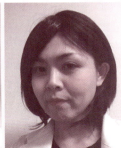

耳にかけてみました

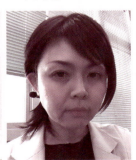

ヘアクリップでとめてみました

第3章　見た目の変化とケア

フルウィッグは必要ないかも…というときは

　帽子から見える部分だけのつけ毛もあります。好きな帽子と組み合わせて使用します。上部はネットのため、通気性があり、暑い時期にも快適です。ウィッグよりも気楽に使えて、価格もお手頃です。

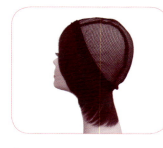
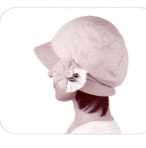

帽子用つけ毛
(写真提供：医療用ウィッグ an)

部分用ウィッグ（ヘアピース）を利用しても

　脱毛はしているけれど、ウィッグをかぶるほどでもない、という場合、頭頂部だけをカバーすることができます。白髪染めの回数を減らすこともできます。

　ドラッグストアなどに数千円の製品もありますが、自分の髪にしっくりなじむ製品をウィッグメーカーで購入する場合、普通のフルウィッグと同じ程度の価格となることもあります。

運転免許証の写真について

　平成 30 年 6 月 15 日、警察庁より、「運転免許証の写真に関するがん患者等への配慮について」という通達が出されました。

　運転免許証の写真は無帽が原則ですが、治療中のがん患者さんに対しては、ウイッグに加え、帽子の着用も認められることになりました。「プライバシー等に十分配慮」することも明記されています。

脱毛

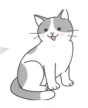

Q 涼しいウィッグはありますか？

A 帽子をかぶっているのと同じ程度の暑さは避けられません。

裏地がメッシュタイプなら比較的涼しい

　裏地がメッシュタイプで通気性がよいもの、清涼素材を使用したインナーキャップなど、ウィッグメーカーも、さまざまな工夫を行っていますが、それでも、まったく暑くない、というわけにはいきません。

　冷たいペットボトルなどで首もとを冷やすのも一案です。

温泉やプールに入るときは

　ウィッグ使用中は、温泉に行けないと思われるかもしれませんが、工夫しだいで入浴も可能です。患者さんの工夫を紹介します。

❶ まずトイレに行きます。ウィッグを外して、頭にタオルをまき、シャワーキャップをかぶります

❷ 入浴します

❸ 入浴後、再度トイレに行き、ウィッグスタイルに戻ります

　プールでは、トイレでウィッグを外し、プールキャップをかぶります。

脱毛

Q 化学療法で眉毛が抜けてしまいました。上手に描く方法はありますか？

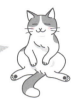

A よく見ると、うすく眉毛が残っていることがあります。パウダーで軽くなぞるだけで、十分自然に見えます。

使いやすい眉ずみ（アイブロウ）を探しましょう

　ペンシル、筆ペン、パウダー、ジェルなど、さまざまなタイプがあります。使いやすい固さや太さも、人によって違います。

　治療前と同じアイブロウでも大丈夫ですが、脱毛しているときは、ペンシルタイプなら柔らかめが描きやすいことが多いです。

　色は黒よりも、グレーやブラウンがおすすめです。ウィッグや自毛の色に合わせて選ぶといいでしょう。

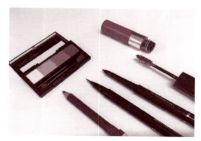

眉ずみ（アイブロウ）
色は、ウィッグや自毛の色に合わせましょう

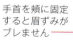

描き方（眉ずみの持ち方）のコツ

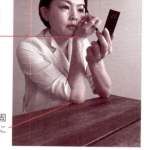

手首を頬に固定すると眉ずみがブレません

肘をテーブルに固定すると、さらにブレません

きちんと描きたいとき　〜眉毛の基本的な描き方〜

❶ ポイントとなる部分に、ペンシルで印をつけます。
　a 眉頭（まゆがしら）：目頭の真上あたり
　b 眉山（まゆやま）：瞳の外側の真上あたり
　c 眉尻（まゆじり）：目尻の真上より少し外側

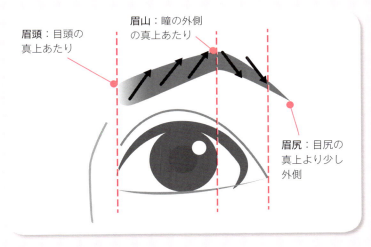

❷ ポイントなる部分につけた印と印の間を、少しずつペンシルで埋めていきます。
❸ 眉パウダーで全体を仕上げると、落ちにくくなります。
❹ 眉頭部分を、鼻側に向けて少しぼかすとより自然です。
❺ 最初の印は、綿棒などでぼかして消しましょう。

濃く描くと、かえって不自然になります。眉毛が残っているときは、パウダーで軽くなぞるだけで、十分自然に見えます。

上手に描けたときは、携帯電話などで撮影しておき、それを見ながら描くのもよいでしょう。

脱毛

Q 眉毛がすっかり抜けてしまっていて、上手に描くことができないのですが？

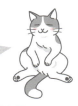

A 眉テンプレート、眉スタンプや、つけ眉毛などもあります。

抜けた眉毛を上手に描ける便利な道具

「どうしていいのか全くわからない」「眉を描いたことがない」というときには、便利な道具を活用しましょう。

眉テンプレート
さまざまなデザインがあります

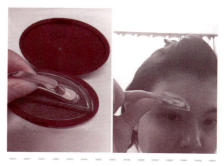

眉スタンプ
ポンポンと押し付けるだけで、だいたいの形が描けます。綿棒などで余計な部分を消し、好きな形に整えましょう

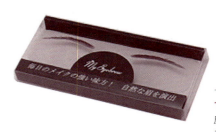

つけ眉毛
皮膚用接着剤（つけまつ毛の糊(のり)）を使って使用します

脱毛

Q アートメイクをしてもいいですか？

A MRI 検査が受けられないことがあります。

アートメイクは、十分考えてから行いましょう

　眉毛やまつ毛の脱毛に対し、アートメイクも対処法のひとつですが、染料に含まれる金属成分により、MRI 検査時に、やけどを起こすリスクが指摘されています。病院によって対応は異なりますが、アートメイクをしている方には、MRI 検査を断る施設もあります。

　MRI 検査は、治療効果の判定や再発の診断などに、極めて重要な検査です。アートメイクを行う場合は、十分に考え慎重に判断しましょう。

まつ毛貧毛症治療薬

　まつ毛が伸びる、増える効果のある薬剤です。細いブラシや綿棒などで、眼のふちに塗って使用します。

　化学療法中に使用した場合の効果は確認されていませんが、治療終了後の方では、まつ毛が増える効果が確認されています。

　「まつ毛クリニック.com」で検索すると、取り扱いのある医療機関を探すことができます。1 カ月分で、2 万円くらいの自費診療となります。まつ毛美容液とは異なり、「医薬品」となります。目周囲の色素沈着などの副作用も報告されています。医師の説明をよく理解したうえで使用しましょう。

第 3 章　見た目の変化とケア

脱毛

> **Q** まつ毛が抜けてしまったのですが、どうしたらいいですか？

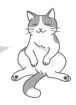

> **A** だてめがねをかける、アイラインを引く、などが簡単です。

抜けたまつ毛をうまくカバーするには

　だてめがねは、目に入るごみや、目の乾燥を防ぐ効果もあります。フレームが大きいめがねは、眉毛脱毛のカモフラージュにもなります。

　アイラインを引くのが難しい場合は、濃いめのアイシャドウ（茶系かグレー系）を細めに入れます。

つけまつ毛

　経験のない方には難しいです。まつ毛が抜けているときには、目安となるラインもないため、さらに難しくなります。化学療法による手のしびれなどで、細かい作業がしづらいこともあります。

　つけまつ毛の糊（のり）が、目の粘膜への刺激になることもあります。糊の選択には注意が必要です。

　つけまつ毛を取る際に、残っているまつ毛が一緒に抜けてしまうこともあります。

🍀 まつ毛エクステンション（まつエク）

　美容師資格を持つサロンで行います。まつ毛が全くなくなっているときには、エクステをつけることはできません。

つけまつ毛が難しい、でも付けたい

　つけまつ毛を持ちやすいピンセットなどの道具も売られています。ネット上には、つけ方の動画など、たくさんアップされています。

　半分、3分の1などにカットしてから付けてみる、目尻側だけ付けてみる、なども試してみましょう。

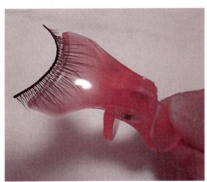
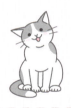

つけまつ毛を付けるための便利な道具

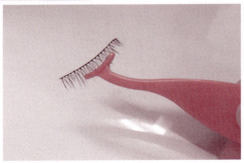

爪のケア

Q 爪のダメージを予防することはできますか？
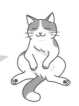

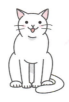
A 完全に予防することはできませんが、ネイルケアにより、爪のダメージを少なくできる可能性はあります。

なるべく治療前からケアを始めましょう

爪が根元から先端まで伸びるのに、手は半年、足では1年かかります。爪の変色や変形はすぐには治りませんが、生えてくる爪の環境を整えましょう。

ネイルケアの手順

❶ 爪を切る

なるべくやすりで整えます。爪切りを使うときは優しく使い、最後にやすりで仕上げます。
あまり短くしすぎないようにします。

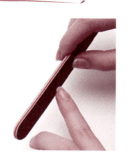

❷ **甘皮の処理**

甘皮用のオイル、または濡らした綿棒などで、爪の表面を根元に向かってなぞります。爪の面積を広げるようなイメージ。強く押し込みすぎないようにします。

❸ **表面を磨く**

❹ **保湿**

さまざまな爪用のオイルやクリームなどが売られています。こまめに爪根部分に塗り、軽くマッサージしましょう。

❷と❸はやりすぎないように注意しましょう。

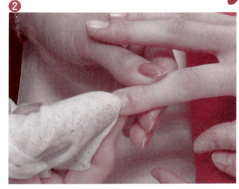

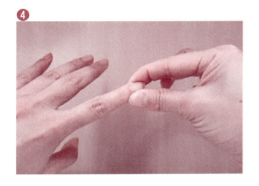

冷却手袋（フローズングローブ）で爪のダメージを予防

　治療薬点滴中に、手を冷却することで、手指への血流を減少（手指をめぐる薬剤の量も減少）→ 爪ダメージの予防につながる、という考えです。

　「全員に効果がある」というわけではありませんが、保冷ゲルを含んだ、冷却グローブが製品化されています。

　[注意] 冷やしすぎによる、凍傷のリスクがあります。

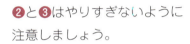

109

爪のケア

Q 化学療法により、爪にどんな変化がありますか？

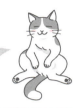

A 乾燥して割れやすくなります。変形や黒ずみが起こることもあります。

化学療法で、爪もダメージを受けます

爪は、皮膚や髪の毛と同じ仲間です。化学療法で、脱毛や肌の乾燥が起こっているときは、爪を作る細胞もダメージを受けています。

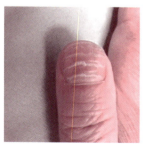
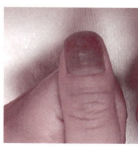

爪に起こる変化
左：変形
右：黒ずみ（色素沈着）

爪にダメージを起こしやすい抗がん剤

内服	点滴
テガフール・ギメラシル・オテラシルカリウム配合剤（TS-1）	フルオロウラシル（5-FU）
カペシタビン（ゼローダ）	シクロホスファミド（エンドキサン）
	ブレオマイシン（ブレオ）
	パクリタキセル（タキソール）
	ドセタキセル（タキソテール）
	トラスツズマブ（ハーセプチン）

＊（ ）内は商品名

爪のケア

> **Q** 爪が変色しています。ネイルカラーを塗ってもいいですか？

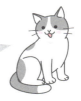

> **A** 問題ありませんが、診察で爪の状態を確認することがあります。診察時には落としておきましょう。

シンナー成分が含まれるネイルカラーは、爪に刺激となります

　ほとんどのネイルカラーや除光液には、シンナー成分が含まれているため、刺激臭が強く、爪や指先への刺激となり、ダメージも大きくなります。

　シンナーの刺激臭は、治療中でないときでも、苦手な方は多いものです。化学療法中は、においにも敏感になることがあるため、シンナーのにおいも、よりつらく感じられることがあります。

❁ シンナーを含まないネイルカラー

　シンナーを含まないネイルカラーはいくつかあります。例えば、胡粉（こふん）ネイル／レストキュア／ビオウォーターネイル　などです。

　いずれも、主成分は水で、刺激臭が少なく、消毒用アルコール綿で落とせます。爪の潤い成分が含まれているものもあります。

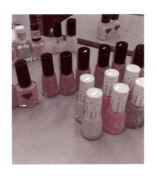

第3章　見た目の変化とケア

爪のケア

Q ネイルカラーを塗らなくても、爪の黒ずみを隠す方法はありますか？

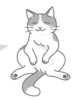

A ネイルシールだけでも、爪の変化を目立たなくできることもあります。

ネイルシールで上手にカバーできます

　ネイルシールは、ドラッグストアなどのネイルコーナーでも購入できます。100円ショップにも、季節に応じたデザインなど、さまざまな種類があり、気軽に楽しめます。

　ピンセットや竹串、爪ようじなどで台紙からそっとはがし、爪に貼るだけです。

　上からトップコートを塗ると長持ちします。

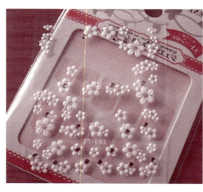
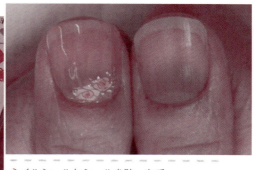

ネイルシールとシールを貼った爪
爪の黒ずみが気になる部分にシールを貼ると黒ずみが目立たなくなります

爪のケア

Q ジェルネイルをしても大丈夫ですか？

A 治療中のジェルネイルはおすすめできません。

治療が一段落するまで、お休みしましょう

　1カ月から1カ月半持続するジェルネイルは、とても便利ですが、爪の表面を削ることが多いため、爪が薄くなりがちです。

　オフする（ジェルネイルを落とす）ためにも、特別な器材や薬剤が必要となります。特に治療中の方では、急な入院や手術になった場合、病院でオフすることができません。これは、治療にかかわる重要な問題です。

　免疫が落ちているときには、爪と皮膚の間に感染が起こりやすくなります。グリーンネイルになることもあります。

❁ グリーンネイルとは

　緑膿菌（りょくのうきん）は、非常に弱い菌のため、普段の健康状態では問題となりませんが、がん治療で免疫が低下しているときなどには、爪と皮膚の間で増殖することがあります。

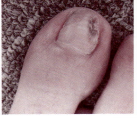
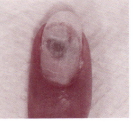

グリーンネイル
左：足の爪、右：手の爪

（写真提供：大江身奈〈I-NAIL-A〉）

爪のケア

Q 爪が変形してしまいました。目立たなくできますか？

A 爪の表面を少し磨くだけでも、印象が変わります。

工夫しだいで目立たなくできます

　ネイルバッファー（爪みがき）で、少しだけ爪の表面を磨いてみましょう。磨きすぎると、爪が薄くなるので要注意です。

　爪の凹凸がなくなるまで磨かなくても、トップコートやネイルシールを組み合わせることで、変形を目立たなくすることもできます。

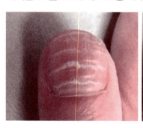
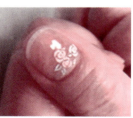

爪を磨き、ネイルシールを貼った例
左：凸凹に変形した爪
右：シールを貼ると爪の変形が目立たなくなります

ネイリスト・ネイルスペシャリスト

　おしゃれなネイルアートのみを行っていると思われていますが、ネイルケアの指導など、治療中の爪のダメージに対応できるネイリスト、ネイルスペシャリストもいます。割れた爪の補強などは、ネイリストの技術が役立つこともあります。

爪のダメージに対応できるサロン一覧：
https://todai-covermake.jimdo.com/　（このサイトから一覧にリンクできます）

爪のケア

> **Q** 爪がすぐ割れてしまいます。どうすればいいですか？

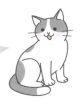

> **A** 透明のネイルカラーやトップコート・ベースコートで保護します。基本のネイルケアも引き続き行いましょう。

爪も乾燥します

爪は3層でできています。乾燥などで、この構造が壊れると、2枚爪となり、割れやすくなります。

やすりで爪の先端を滑らかにしておくと、衣類などに引っかかって割れることも減ります。

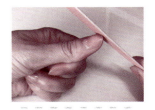

やすりを縦に当てると、爪先がとげとげしません

お手軽つやつやハンド＆ネイル

ハンドクリームを塗ったあと、手をビニール袋に入れます。体温で自然にホットパックされ、数分後にはつやつやです。太ももの間に挟むと、よりぽかぽか。入院中にもできます。

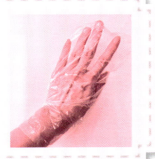

東大病院患者サロン「治療中のネイルケア」（担当：大江身奈）より

爪のケア

> **Q** なくなった爪は、カバーできますか？

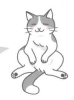

A エピテーゼで再現できます。

身体の一部を再現するエピテーゼ

シリコンなどを用いて、事故や病気で欠損・変形した身体の一部分を精巧に作成する技術です。爪もリアルに作ることができます。ネイルカラーが塗布できる素材もあります。

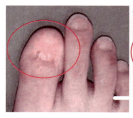
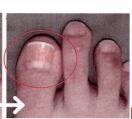

足の親指のエピテーゼ
爪がリアルに再現されています

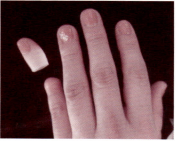

手の小指のエピテーゼ
指先の欠損をカバー

（写真協力：アヘッドラボラトリーズ）

116

あらゆる部位をカバーできるエピテーゼ

義眼、義耳、義手など、あらゆる部位を、ひとりひとりの状態に応じて、リアルに作成してもらうことができます。

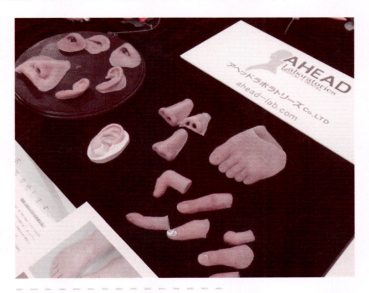

エピテーゼで再現されたさまざまな部位
形だけでなく肌の色なども、それぞれの人に合わせてより精密に再現

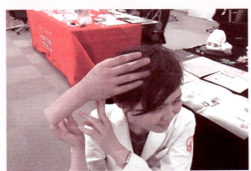

義手も本物のようにリアル

ブレストケア

Q 乳がんの手術後は、どんな下着がいいですか？

A 手術からの期間や、手術の方法（全摘出か温存かなど）によって異なります。

手術後すぐは、前開きの下着が便利

手術後すぐは、腕が自由に動かせないこともあるので、前開きの下着が便利です。診察の日には、前開きを着用してください。肌に優しい素材で、締め付けないものが好まれます。

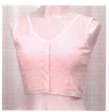

前開きタイプの下着
（写真提供：ユコー）

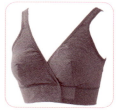

裏側に、パッドが入れられるポケットがついています
（写真提供：KEA工房）

創(きず)が落ち着いたら、腕が自由に動かせるようになるのに合わせ、普通の下着に戻していきます。

カップ付キャミソール

手術後用の下着として、一般のカップ付キャミソールも便利ですが、かっこよく見えるよう、シェイプされたデザインになっているため、手術後すぐには、創(きず)に当たって痛いと感じられることもあります。

プレストケア

 Q 乳房温存術を受けました。胸の変形を目立たなくできますか？

第3章 見た目の変化とケア

  必要に応じ、下着にパッドを入れて使用します。

切除範囲に合わせたパッド

　柔らかさ、重み、形などさまざまなパッドがあります。もとの乳房の形や大きさ、切除部位や切除範囲に応じて、しっくり合うものを選びましょう。

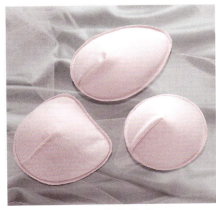

ウレタンパッド
（写真提供：ユコー）

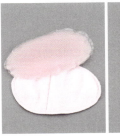 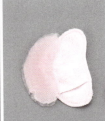

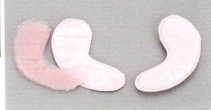

部分用パッド
（写真提供：ユコー）

119

ブレストケア

Q 乳房全摘術を受けました。どのようにカバーすればいいですか？

A 全摘術後用のパッドを使用しましょう。

からだのバランスを保つためにも大切

　胸の形をカバーするだけでなく、からだのバランスを保つことにもつながります。サイズだけでなく、重さも大切です。

　手術後早期には布製の柔らかいものを使用し、創(きず)が落ち着いたら、ある程度重みのある、シリコン製のものに変えていくことが多いです。

　柔らかさもさまざまです。好みのものを選びましょう。

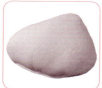

手作りパッド
(写真提供：KEA工房)

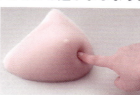

シリコンタイプのパッド
(写真提供：ユコー)

専用のサロンで相談しましょう

　手術の内容にかかわらず、乳がん手術後用の下着、パッド類には多くの種類があります。自分の状態に合うものを探すには、専門のサロンで相談するのがいいでしょう。

　これまで使っていた下着に、パッド用ポケットを付けるお直しができるメーカー、術後用の水着を扱うメーカーもあります。

温泉などで使えるアイテム

◈ シリコン製の人工乳房・人工乳頭

　見た目だけでなく、手触りや質感まで、本物に限りなく近くつくられています。皮膚用接着剤で肌に貼り付ければ、温泉に入ることもできます。

　乳房再建中で、「乳房のふくらみはあるが、乳頭再建はこれから」という期間には、人工乳頭も使用できます。

左：貼り付けタイプの
　　人工乳房
右：人工乳頭
（写真提供：マエダモールド）

◈ バスタイムカバー

　肌色で目立ちにくいカバーです。着衣での入浴が認められている施設もあります。

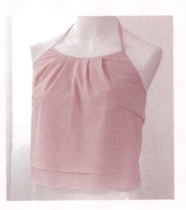

（写真提供：KEA工房）

◈ 着衣やストーマでの温泉入浴に関する厚生労働省通達

　2018年6月に、厚生労働省より、入浴着に対する理解の呼びかけが始まりました。オストメイト（人工肛門・人工膀胱用ストーマ装具をつけている方々）の公衆浴場利用への理解も、同時に呼びかけています。

エピテーゼ乳房の使い方（人工乳房の場合）

シリコン製の人工乳房・人工乳頭を皮膚用接着剤で肌に貼り付けて使用します。そのままお湯につかることもできます。

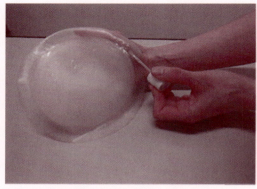

エピテーゼ乳房の縁に皮膚用接着剤を塗ります。

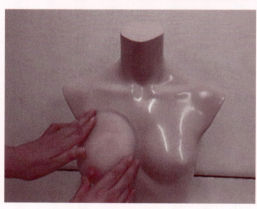

皮膚用接着剤を塗ったら、そのまま胸に貼り付けます。

はがすときは、皮膚用のリムーバーを使用します

（写真協力：マエダモールド）

リンパ浮腫（ふしゅ）

予防的ケアと早期発見が重要です

　手術や、放射線の照射によって、リンパの流れが滞り、腕や足にむくみが生じることがあります。治療直後から出現することもあれば、**10年以上たってから現れることもあります**。

　一度発症すると治療が難しく、継続的な治療とケアが必要となります。進行すると、腕や足は著しく太くなり、手を動かしにくい、歩きづらいなど、QOLに大きく影響します。蜂窩織炎（ほうかしきえん）（感染による炎症）が起こることもあります。

　リンパ浮腫になる可能性のある治療を受けたあとは、締め付ける衣類を避けるなど、**予防的ケア**に努めましょう。

　予防的ケアを行っていても、リンパ浮腫が起こることもあります。**早期発見**も極めて重要です。

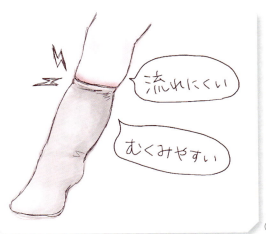

（イラスト：吉備悠理）

リンパ浮腫

 Q 乳がんの手術を受けました。リンパ浮腫になりますか？

 A わきの下のリンパ節切除を行ったかを確認しましょう。

手術によっては、リンパ浮腫が起こります

　最近では、わきの下のリンパ節切除は行わない場合が増えていますが、切除が必要な場合もあります。担当医から「リンパ節も切除した」と言われた場合には、手術した側の腕に将来的にリンパ浮腫が起こる可能性があります。

　また、放射線療法を行った場合にも、リンパ浮腫が起こることがあります。

腕を観察しておきましょう

　初めは、肘の上下にむくみが出やすく、その後、手の先まで広がっていきます。静脈が見えにくくなった、皮膚が白っぽくなった、手術側の腕が太くなった、などに気付いたときには、担当医に伝えましょう。

「腕を大切にする」ケア
- 手術した側の腕で重いものを持たない
- 腕を締め付ける衣服を避ける（腕時計やアクセサリーにも注意）
- 虫刺されや傷に注意

リンパ浮腫

> **Q** 婦人科がんの手術を受けました。リンパ浮腫(ふしゅ)になりますか？

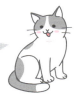

> **A** 担当医に、手術の内容と、リンパ浮腫のリスクについて確認しましょう。

婦人科がんの治療ではリンパ浮腫が起こりやすい

　子宮がん、卵巣がんのほか、大腸がんでも、骨盤内リンパ節切除など、手術の内容によっては、足にリンパ浮腫が起こる可能性があります。

　これらのがんでは、放射線治療を行った場合も、リンパ浮腫が起こることがあります。

足を観察しておきましょう

　下腹部、陰部、足の付け根にむくみが生じ、徐々に足先まで広がっていきます。静脈が見えにくくなった、皮膚が白っぽくなった、足が太くなった、などに気づいたときには、担当医に伝えましょう。

足を大切に守りましょう
- からだを締め付ける下着や衣服、靴や靴下を避ける
- 長時間の立ち仕事や、歩行を避ける
- 虫刺されや傷に注意
- 就寝時は足の下に枕などを置き、足を高くして休む

リンパ浮腫

Q リンパ浮腫になりました。どうすればいいですか？

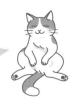

A リンパ浮腫が起こってしまった場合は、専門的な治療が必要です。

リンパ浮腫には専門的なケアが必要

リンパ浮腫は、見た目だけの問題ではありません。放置すると、進行して、腕や足は著しく太くなり、手を動かしにくい、歩きづらいなど、QOLに大きく影響します。蜂窩織炎（感染による炎症）が起こることもあります。

医師やリンパセラピストの指示に従い、スキンケア、リンパドレナージ、圧迫療法などを行います。

リンパ浮腫の専門外来

リンパ浮腫のケアや治療には、専門的知識が必要です。リンパ浮腫の専門外来がある医療機関もあります。

がん情報サービスのサイトから、「リンパ浮腫外来のある医療機関」を探すことができます。

https://hospdb.ganjoho.jp/kyoten

弾性スリーブ、弾性ストッキングの着用について

　リンパ浮腫の治療として、圧迫療法が必要な場合には、弾性スリーブや弾性ストッキングを着用します。リンパ浮腫の症状、使用する部分の大きさや血管の状態に応じ、専門の医療者によって選択されます。

　弾性ストッキング、弾性スリーブは医療機器に認定されています。医師の指導により使用する場合、保険が適用されます。

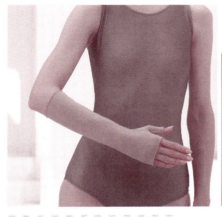

肘までタイプの弾性スリーブです。
（写真提供：ユコー）

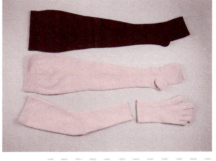

肌色だけでなく、黒などもあります
上・中：弾性ストッキング
下：弾性スリーブ・グローブ
（写真提供：ユコー）

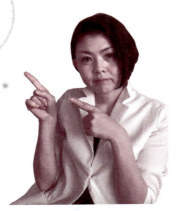

リンパ浮腫が起きてしまったら、専門的な治療が必要になります。そのまま放置しないで、きちんと病院でみてもらうようにしましょう。

リンパ浮腫

Q リンパ浮腫(ふしゅ)を目立たなくする服装はありますか？

A 締め付けのない、ゆったりしたアイテムを探しましょう。

リンパ浮腫が目立たない服装

洋服の選びかたを工夫することで、リンパ浮腫を目立たなくすることができます。

腕のリンパ浮腫をカバーしやすいアイテムの例

足のリンパ浮腫をカバーしやすいアイテムの例

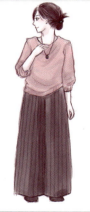

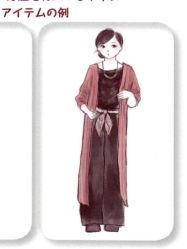

ドルマンスリーブ
腕の付け根を締め付けません。前開きは着脱も楽です

ワイドパンツ
ロング丈のパンツは、弾性ストッキングも隠せます。ロング丈のトップスを合わせると、スリムな印象になります

（原案・イラスト：吉備悠理）

第4章

見た目のケアとQOL

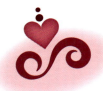

見た目の変化へのケアがおよぼす影響

　普段は、全くお化粧をしない女性患者さんが、一日だけ、カバー用クリームを使い、ウィッグをレンタルして、娘さんの結婚式に出席されたことがあります。

　皮膚病変が全身に広がっていた若い女性は、カバーメイクで隠せることがわかったあと、「人生が変わりそう」と言って帰られました。

　見た目の変化へのケアにより、自由な服装を選べる、温泉に行ける、など、さまざまな生活の制限を減らせる可能性があります。もちろん、気持ちが楽になった、という方もたくさんいらっしゃいます。

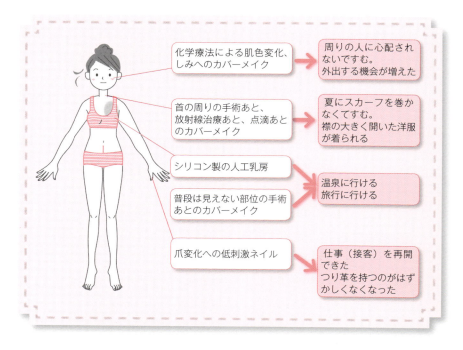

サンバのイベントにも気軽に参加

Fさん　30代女性

32歳のとき、直腸がんの手術を受けました。普段はOLですが、サンバチームのダンサーもやっています。露出の多い衣装を着るので、「おなかの創(きず)をどうしようかな」と思っていたときに、「カバーメイク外来」のポスターを見て受診しました。

カバー用のクリームを少し塗るだけで、かなり創が目立たなくなったので驚きました。実際に衣装を着てみて、「これなら来年もカーニバルに出られそうだな」と安心しました。

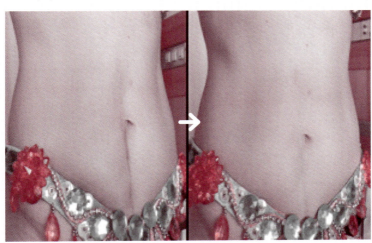

抗がん剤を続けているうちに、わきの下あたりの皮膚が黒っぽくなってきてしまったのですが、これも、おなかの創

を隠すのに使ったのと同じクリームで目立たなくできました。おかげで、サンバのイベントにも、気軽に参加できています。

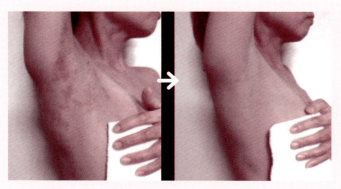

　サンバのときは、病気のことも、治療のことも関係なく、ただのダンサーとして、チームのみんなと過ごすことができます。カバーメイクのおかげで、治療中でも、イベントやパレードに参加できるので、本当に助かっています。

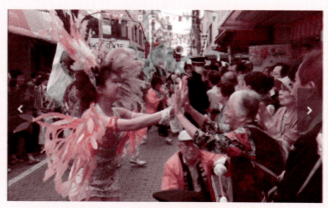

Fさんがサンバパレードに出たときの写真（偶然、ネットニュースに出ていました）

患者さんの声

ネイルもしてきれいになった足でサンダルが履ける

Hさん　40代女性

　40代前半に大腸がんの手術を受けました。肝臓や肺にも転移があったので、抗がん剤治療も、2週間から3週間に1度のペースでずっと続けています。

　髪の毛は、ウィッグを使うほどには抜けていないのですが、肌の色は、顔だけではなく、手や足、全身で黒っぽくなっていると思います。

　手術のとき、看病に来てくれた母が、私の足が黒いのに驚いて、「お風呂に入ってなかったのかと思った」と言っていました（苦笑）。といっても、真っ黒というわけではないので、肌の色は、それほどは気にならないのですが、傷や虫刺されが治りにくくなった、とはつくづく思います。先生に言っても、あまり関心をもってもらえないのですが、がん友（がんとも）の間では"あるある"です。仕事を続けているので、ハイヒールも履いていますが、靴擦れも治りにくいです。

　去年は、足の虫刺されと靴擦れが重なって治らなくて、夏なのにサンダルも履けない、という散々な状況でした。

　外見ケア外来で相談したら、「肌の状態が悪いときは、カバー用クリームが、肌にうまくのらないかも」と言われました。実際、クリームを塗っても、あまりきれいには見えなくて、正直、「こんなものかな」と思いました。でも、「ネイルもやってみよう」と言われたのでお願いしたら、すっかりきれいになって、「サンダルが履ける！」と思ってうれしくなりました。爪がきれいになると、足全体もきれいに見えるんですね。肌だけでなく、全体でケアしてもらえてよかったです。

一度きれいになると、不思議なもので、「ちゃんとケアしなきゃ」という気持ちになりました。それからは、靴擦れにも気をつけるようにしています。

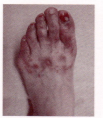

虫刺されのあとなどが治りにくくなり、夏でもサンダルが履けなくなってしまった足

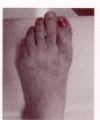

カバー用クリームを塗ってみたところ

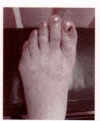

ネイルもしてみたところ

患者さんの声

見た目が整うと自分も周りも嬉しくなる

Ｔさん　50代女性

　数年前に、大腸がんの手術を受けました。腹腔鏡手術だったので、創（きず）は目立ちませんでしたが、その後の抗がん剤治療では、髪が薄くなり、肌は黒くカサカサ、しみも増えるなど、見た目の症状がいろいろと出ました。

　担当医は男性だったせいか、そういうことを伝えても、特に反応もなく、言ってもしかたないんだなと思っていましたが、外見ケア外来では、「このカバークリームを試してみましょう」とか、「こういう製品があるよ」とか、ひとつひとつの症状に対して、どうしたらいいかを、一緒に考えてもらえました。

　見た目が整うと、自分がうれしかったのはもちろんですが、家族や周りも喜んでくれました。自分が思っていた以上に、周りは気にしてくれていたようです。髪が生えてきても細いとか、手足のしびれとか、解決できないものもありましたが、「困っている」という気持ちをわかってもらえている、というだけでも、とても気持ちが楽になれました。

東大病院での外見ケアサービス

🌸 カバーメイク・外見ケア外来 🌸

手術の創、肌色変化に対するカバーメイクだけでなく、脱毛や、爪のダメージなど、見た目の変化に関する、あらゆる悩みを相談できます。

🌸 外見ケアイベント 🌸

月2回、ウィッグなどの展示相談会を行っています。メーカーによって、値段の幅、ウィッグの特徴、サービスの内容などは、大きく異なります。毎回、10社くらいに参加してもらうことで、患者さんがいろいろなメーカーのものを比べながら、好みや予算に合うものを探せるようにしています。

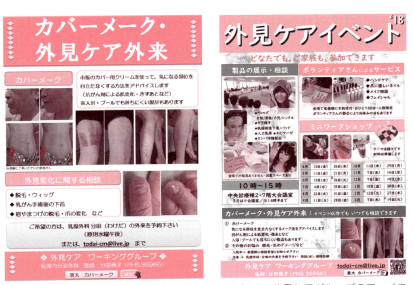

東大病院のホームページ（www.h.u-tokyo.ac.jp）や、外見ケアグループのフェイスブック（https://ja-jp.facebook.com/todai.covermake/）にお知らせが出ています。

ボランティアさんによる美容サービス

外見ケアイベント会場の一角では、ボランティアさんによるメイク相談やネイルのサービスを行っています。アンケートには、「痛みやつらさを忘れられた」「薬よりも効果があった」という声もあります。

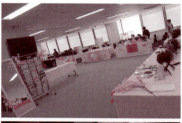
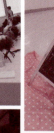
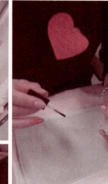
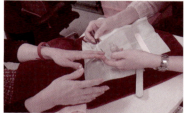
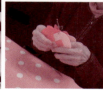
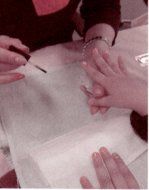

会場は、季節に応じた飾り付けで楽しめるようにしています。
ミニワークショップやハーブティーのコーナーもあります。

院内売店でのウィッグ等の展示・販売

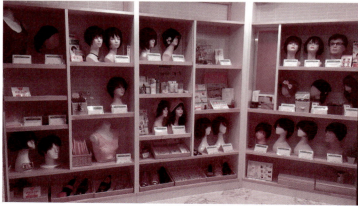
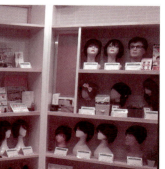

東大病院入院棟A1階にあります。

患者さんたちの笑顔

東大病院外見ケアイベント参加メーカースタッフの声

　東大病院のイベントでは、製品を展示させていただけるだけでなく、来場される患者さん方の明るく、うれしそうな様子を拝見できることも、毎回の楽しみになっています。

　メイクやネイルを受けられている患者さん方を見ていると、本当に、絵に描いたような笑顔になられます。特にネイルは、患者さん方の気持ちが、思いっきり「アガル」のがわかります。ネイルの前と後では、表情も顔色もまったく違っていますし、「病気が治ったみたい」とおっしゃっている方も、たくさん見かけます。

　このイベントで「初めてネイルを体験した」という方も多いようです。おつらいことの多い治療期間の中で、こういうネイルとか、ちょっとしたおしゃれとか、入院や通院ということがなければ、出合わなかったかもしれない楽しみに出合える、そして笑顔になる、というのは、とても素晴らしいことだと思います。

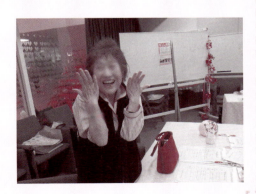

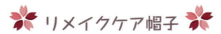

リメイクケア帽子

古いTシャツで作るケア帽子。患者さんのアイデアです。

デザイン・イラスト：Kaarihandmade

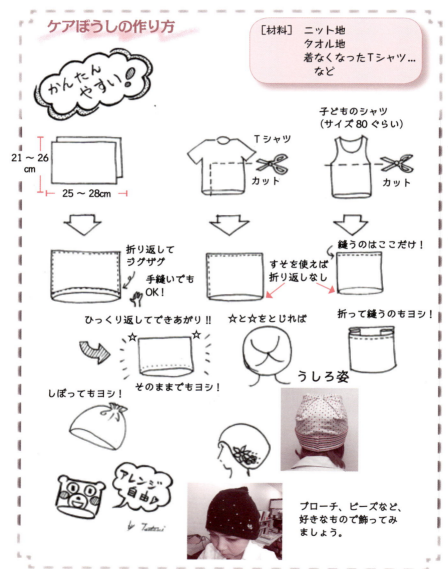

がん相談支援センター

 がんに関するあらゆることが相談できます

　がんに関するあらゆるお悩みを、無料で相談できる場所です。全国の「がん拠点病院」に設置されています。現在治療を受けている病院以外の相談支援センターに相談することもできます。

　治療法に関することだけでなく、経済的なこと、生活のこと、仕事のこと、家庭のことなど、がんに関することであれば、どんな内容でも相談することができます。一人で悩みそうになったら、ご相談ください。電話、面談での相談が可能です。

　「話を聞いてほしい」というだけでも大丈夫です。だれかに話すことで気持ちが落ち着くことや、話しているうちに自然と答えが見つかる、ということもあります。

　がん相談支援センターだけで解決できないことでも、どこに行けば解決できそうか、どのような解決方法がありそうか、を一緒に考えます。

　相談内容を、主治医に知らせることはありません。

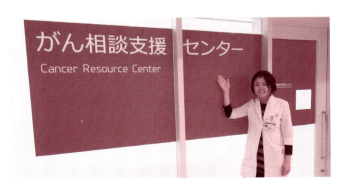

がん相談支援センターの案内の例

東大病院では、次のような形でお知らせをしています。

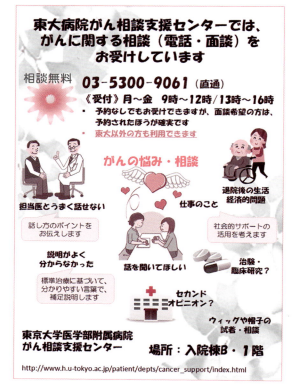

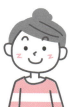

〈全国の主ながん情報サービス〉

◆がん情報サービスサポートセンター

https://ganjoho.jp/public/consultation/support_center/guide.html

◆日本対がん協会　がん相談ホットライン

https://www.jcancer.jp/consultation_and_support

◆血液がんについて：つばさ　血液相談センター

http://tsubasa-npo.org/

患者会・患者サロン

　同じ病気の方の話を聞いてみたい、医療者や家族には言えないことを話したい、そんなときには、患者会・患者サロンに参加してみるのも一案です。

　全国には、多くの患者会・患者サロンがあります。開催の場所（院内・院外）、主催者（病院・患者・患者支援団体）など、開催スタイルはさまざまです。

　探すのが難しいときには、がん相談支援センターで、患者会についての情報収集をすることもできます。

　がん情報サイト「オンコロ（https://oncolo.jp/）」には、全国の患者会、患者向けイベント一覧が掲載されています。

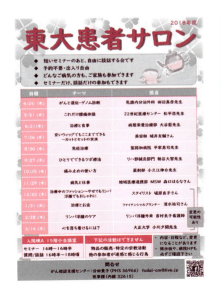

［全国　血液がん患者会の例］

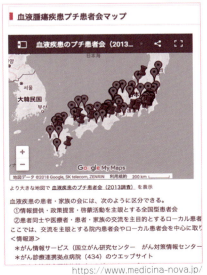

https://www.medicina-nova.jp/

141

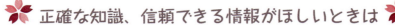
正確な知識、信頼できる情報がほしいときは

　インターネットを使用できる現在では、多くの情報がありすぎて、迷ってしまうことも多くあります。正確な知識、信頼できる情報が必要なときには、以下のサイトやダウンロードのサービスを利用するとよいでしょう。

◆国立がん研究センター「がん情報サービス」
http://ganjoho.jp/
ほぼすべてのがんについて、概要から診断、治療、療養上の注意などまで細かく記載されています。

◆認定NPO法人　キャンサーネットジャパン
https://www.cancernet.jp/
がん患者さんや家族を支援するための、さまざまな活動を全国で行う団体です。多くのがんについて、がん患者・家族向け冊子も作成されています。

◆オンコロ
https://oncolo.jp/
治験や臨床試験を中心とする医療情報のほか、全国の患者会や患者向けイベント情報も充実しています。

◆一般社団法人日本乳癌学会　患者さんのための乳癌診療ガイドライン（2016年版）
http://jbcs.gr.jp/guidline/p2016/
乳がんに関する診療のガイドラインが示されています。

◆日本緩和医療学会　がんの補完代替療法クリニカル・エビデンス（2016年版）
https://www.jspm.ne.jp/guidelines/cam/2016/index.php
がんの補完代替療法に関する情報が紹介されています。

［協力者］
　大江身奈：I-NAIL-A インターナショナルネイルアソシエーション
　大河内多恵
　大城エリザベス：パーソナルネイルアドバイザー
　小澤奈知子：JMAN（ジェイマン）
　吉備悠理
　五藤仁美：HALAL NAIL TOKYO
　竹内裕美：リボンズケア umi
　筒井佳亜里：Kaarihandmade
　やまねなおみ：nail salon Petite Luxe
　Key：美容サロン Hearty AOYAMA（ハーティーアオヤマ）

［協力企業・団体］
　医療用ウィッグと帽子　（株）Berry & Rose（ベリーアンドローズ）
　医療用かつら・医療用ウィッグ専門 an
　株式会社　KEA 工房
　株式会社　スヴェンソン
　株式会社　東京義髪整形
　株式会社　彦田
　株式会社　毛髪クリニックリーブ21
　女性医療用ウィッグ　ワンステップ
　鍼灸治療院 Mine
　人工乳房のマエダモールド
　センチュリーメディカル株式会社
　トータルブレストケア・サービス　ユコー
　東レ・メディカル
　美と精密の追求　（株）アヘッドラボラトリーズ
　北海道医療美容研究会 医美 Labo 北海道
　レオンカ
　CRAAS（クラース）
　HANABUSA
　KOHJIN BIO コージンバイオ
　NPO 法人ヘアエピテーゼ協会
　VISAGE（ヴィサージュ）

［その他］
　東大病院外見ケアイベントを御支援くださる皆様

143

●著者
分田貴子（わけだ・たかこ）
1994年東京大学教育学部卒業。2002年同大学医学部医学科卒業。2008年より国立がん研究センター中央病院で免疫治療の研究に従事。ワクチン治療による皮膚変化など、外見変化の問題に直面し、対処法としてのカバーメイクの研究に入る。2012年東京大学大学院医学博士号取得。イギリス研修を経て、2013年、東京大学医学部附属病院に、カバーメーク・外見ケア外来を立ち上げる。

●装丁　　　　　　アップライン
●イラストレーター　佐藤加奈子
●編集協力・DTP　　オフィスミィ

女性のがんと外見ケア
～治療中でも自分らしく～

平成30年9月28日　初版発行

著　　者　　分田貴子
発　行　者　　東島俊一
発　行　所　　株式会社 法研
　　　　　〒104-8104　東京都中央区銀座1-10-1
　　　　　販売 03(3562)7671 ／編集 03(3562)7674
　　　　　http://www.sociohealth.co.jp
印刷・製本　　研友社印刷株式会社

0102

小社は（株）法研を核に「SOCIO HEALTH GROUP」を構成し、相互のネットワークにより、〝社会保障及び健康に関する情報の社会的価値創造〟を事業領域としています。その一環としての小社の出版事業にご注目ください。

©Takako Wakeda 2018 printed in Japan
ISBN 978-4-86513-506-0　定価はカバーに表示してあります。
乱丁本・落丁本は小社出版事業課あてにお送りください。
送料小社負担にてお取替えいたします。

[JCOPY]〈(社)出版者著作権管理機構 委託出版物〉
本書の無断複製は著作権法上での例外を除き禁じられています。複製される場合は、そのつど事前に、(社)出版者著作権管理機構（電話 03-3513-6969、FAX 03-3513-6979、e-mail: info@jcopy.or.jp）の許諾を得てください。